鼻炎

皮疹

…

宝宝生病了父母怎么办

刘慧兰 郭爱民 编著

U0241475

中国纺织出版社有限公司

图书在版编目（CIP）数据

宝宝生病了父母怎么办 / 刘慧兰，郭爱民编著. --
北京：中国纺织出版社有限公司，2020.3（2022.3重印）
ISBN 978-7-5180-6991-0

Ⅰ.①宝… Ⅱ.①刘… ②郭… Ⅲ.①小儿疾病—防
治 Ⅳ.①R72

中国版本图书馆CIP数据核字（2019）第269328号

责任编辑：傅保娣　　　责任校对：韩雪丽　　　责任印制：王艳丽

中国纺织出版社有限公司出版发行
地址：北京市朝阳区百子湾东里A407号楼　邮政编码：100124
销售电话：010—67004422　传真：010—87155801
http：//www.c-textilep.com
中国纺织出版社天猫旗舰店
官方微博http://weibo.com2119887771
北京通天印刷有限责任公司印刷　各地新华书店经销
2020年3月第1版　2022年3月第2次印刷
开本：710×1000　1/16　印张：15
字数：229千字　定价：49.80元

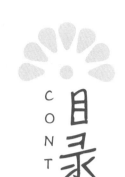

目 录
CONTENTS

第三章
宝宝咳嗽了，这是为什么？该怎么办

第四章
宝宝腹痛哭闹，这是为什么？该怎么办

第五章
宝宝皮肤出疹、长痘、瘙痒，这是为什么？该怎么办

第六章
宝宝出现睡眠问题，这是为什么？该怎么办

第七章
新生儿常见疾病

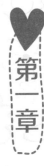

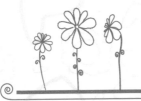

第一章

带宝宝看病前，
先学点就医知识

　　家长最闹心的事情是宝宝生病，比宝宝生病更闹心的是带宝宝去医院看病。医院就像春运的火车站，永远人满为患，挂号难、排队难，好不容易见到医生，还没说两句话，单子已经开出来了，或者挂错科室需要重新分诊挂号……其实，带宝宝看病也有学问，提前学点就医知识，看病过程会更顺利，医生也愿意叮嘱你一些珍贵的"嘱托医嘱"。

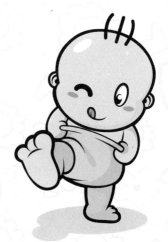

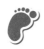

你选对医院了吗

宝宝生病了选择什么样的医院呢？这就需要家长对医院的分类有所了解。

医院的分类了然于心

分类标准	医院种类	医疗特点
按功能划分	综合性医院	包含几乎所有科室，诊治病种多，可提供全方位医疗服务
	专科医院	收治疾病的范围有一定限制，提供的医疗服务更有针对性
按医院等级划分	三级甲等（三甲）医院	向多个地区提供高水平专科性医疗卫生服务和执行教学、科研任务的区域性以上的医院，参与和指导一级、二级预防工作
	三级乙等（三乙）医院	
	二级甲等（二甲）医院	向一定人口的社区提供医疗、预防、康复、保健综合服务的基层医院
	二级乙等（二乙）医院	
	一级甲等（一甲）医院	向一定人口的社区提供医疗、预防、康复、保健综合服务的基层医院
	一级乙等（一乙）医院	
按所有制划分	公立医院	政府举办的纳入财政预算管理的医院，非营利性医院，接受国家补贴
	私立医院	即民营医院，私人性质的营利性医院，自负盈亏

☺ 选对医院有"攻略"

了解了医院的分类，家长朋友们大概知道了：等级越高的医院，医疗技术水平越高，随之排队时间也就越久。所以，给宝宝选择医院，并非档次越高越好，尤其是一些常见病症，三级医院的治疗效果并不一定比基层医院强，但排队时间一定会更长，收费也更高。当然，一些疑难病症还是需要去高级别的医院。

北京三甲医院的慧兰主任和河北二甲医院的爱民医生倾情奉献给亲爱的家长朋友们一套完备的选医院攻略。

按症状选择

（1）宝宝流涕、发烧、咳嗽、呕吐、腹泻、尿频、尿痛、脓疱等常见症状，优先考虑基层医院。

（2）呼吸困难、出血、昏迷等，优先考虑大医院。

按病情轻重缓急程度选择

（1）感冒发烧、腹泻、湿疹等常见不严重的病症，优先考虑离家近的社区门诊、基层医院。

（2）在基层医院治疗效果不佳或病情长时间得不到诊断，及时转诊到高级别的医院，以免延误病情。

（3）吞硬币、重大外伤、抽搐等紧急情况，选择能够较快到达的最高级别医院。

提前了解当地各家医院的特点

每家医院都有自己不同的特色，应该根据当地的口碑，选择评价最好的医院。例如，有的医院擅长内科，宝宝有感冒发烧、腹泻、便秘等内科疾病，就选择这家医院；有的医院擅长外科，宝宝出现摔伤、卡喉等外科疾病，就选择这家医院。

当然，了解当地医院的先进医院设备也非常重要。有的医院虽然等级不高，但却购置了大医院没有的特别治疗设备。例如，高压氧舱目前是治疗一氧化碳中毒（即煤气中毒）效果最佳的工具，如果宝宝煤气中毒，优先选择有高压氧舱的医院就非常正确。

带宝宝去医院就诊需要携带什么

准备带宝宝去医院了，需要携带什么呢？慧兰主任和爱民医生给大家列了如下清单，家长们可要根据宝宝的情况，仔细核对这些清单哟！

序号	物品分类	物品清单
1	宝宝吃喝拉撒用的日用品	纸尿裤、纸巾、湿巾、奶瓶、水杯、奶粉（喂母乳的妈妈可以不带）等，防止宝宝尿了、拉了或渴了、饿了，去医院之前，可以事先换个新的纸尿裤
2	防止宝宝烦躁的日用品	准备好1~2个宝宝平时爱玩的玩具，防止宝宝在等待中烦躁；给宝宝带个小毛毯，防止宝宝睡觉着凉；如果宝宝太小，带着婴儿车，等待时宝宝舒服，大人也轻松
3	相关证件	带好宝宝的相关证件、父母的身份证等相关证件，挂号或办理住院手续时会用到

序号	物品分类	物品清单
4	之前的用药及就诊记录	如果宝宝在就诊医院之前，已经吃过药物，或是在其他门诊、药房、医院就诊过，带上相关药物（并记清楚用药剂量）、化验单及化验结果、病历本等，以供医生参考
5	口罩	医院是交叉感染最频繁的地方，所以无论大人还是宝宝，最好都带上口罩。在就医等待过程中，最好带着宝宝到通风且人流少的地方
6	发烧宝宝务必带上退烧药物	如果宝宝发烧，去医院就诊请务必带上退烧药物。如果宝宝体温高到38.5℃，而你又没有排上队，那么可咨询医生给宝宝服用退烧药
7	宝宝腹泻带上大便	带上宝宝2小时内的大便，采集大便时要用盆或是干净的塑料袋，以方便化验，不可用尿布或尿不湿上的大便标本，以防污染
8	宝宝尿液	如果宝宝尿频、尿急，取晨起第一次尿的中间尿液；如果宝宝尿痛、尿中带血，带上带血的尿液
9	最好两名家长陪护去医院	两名家长一起去，可以一名家长专心带宝宝，另一名家长排队挂号，这样既可以减少宝宝的烦躁感，又能在就诊时一名家长带宝宝熟悉就诊环境，另一名家长可以给医生描述病情

挂号也有技巧

报纸和网站上经常报道各大医院的儿科门诊人满为患，候诊时间普遍在半天以上，甚至更长。其实对于儿科医生来讲，很多患儿挂号的科室根本没有"对症挂号"，内科疾病挂外科诊室，消化科疾病挂感染病科等屡见不鲜。

面对排了半天队的家长，医生很同情和无奈，但不是本专业的特长，也不敢贸然给患儿诊疗，浪费了彼此很多时间。故儿科慧兰主任和新生儿科爱民医生告诉家长们：到了医院，不要看到儿科就往里冲。找对科室挂号就诊，才能节约时间，让宝宝尽快进行对症诊疗。

是的，挂号也有技巧。对于家长来讲，学会根据宝宝的不同症状选择不同的科室挂号，绝对会事半功倍，让宝宝少受不少颠簸之罪。

如果您去的是综合性医院，一般是挂儿科。有的综合性医院也分儿科、新生儿科，那么28天以内的宝宝，挂新生儿科；28天以上的宝宝，则挂儿科。

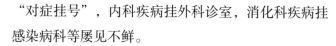

◈ 儿科医生说 ◈ 眼皮儿活些，善于利用"导诊台"咨询挂号问题

每家正规的医院在门诊大厅或住院大厅的显眼位置都设立有"导诊台""咨询台"等向患者及患者家属提供咨询的平台。如果宝宝表现出的症状家长不知道该挂哪个科室的医生，可以去导诊台或咨询台进行咨询，以便给宝宝选择正确的科室挂号，避免挂错科室重新分诊，耽误宝宝的就医时间。

如果您去的儿童专科医院，则是根据症状去挂号。

症状	挂号科室	说明
发烧、流鼻涕、咳嗽、打喷嚏等	儿科或小儿呼吸科	这种情况通常为上呼吸道感染，也就是感冒，可到儿科或小儿呼吸科就诊
经常性、反复发烧，并伴有腹痛、呕吐或排尿异常等症状	小儿外科	这种情况应考虑急性阑尾炎、急性肠套叠、泌尿系统感染等疾病，应尽快到小儿外科就诊，明确疾病性质，及时治疗
呕吐、腹胀、腹痛、腹泻、便秘等	小儿消化科或小儿胃肠科	这些症状通常是胃炎、肠炎、积食等消化系统疾病的主要表现，到小儿消化科或肠胃科就诊即可
抽搐	小儿神经内科	高烧、脱水、低血糖、缺钙、外伤等原因都可能造成抽搐现象，如果排除这些病因，就有可能是脑部病变造成的，需到神经内科就诊
宝宝于轻微受伤或小手术后引起出血难止，严重的甚至自发性出血，如皮下发生瘀斑、青紫块或血肿，牙龈渗血和鼻出血等	小儿血液科	宝宝有些出血为不小心碰撞或挤压所致，多数无大碍，但如果出现出血难止或自发性出血，则有可能是某些疾病的征兆，需引起重视，及时就医检查
尿频、尿痛、尿中带血	小儿泌尿科	当宝宝小便发生变化时，大多数是泌尿系统疾病，尤其是血尿，很可能是小儿包皮口发炎或肾炎
皮肤出疹、脓疱、长痘、红肿或瘙痒	小儿皮肤科、感染病科或变态反应科	导致宝宝皮肤问题的原因很多，可能是过敏，也可能是病毒或细菌感染，所以，家长要学会辨清病因再挂号，具体分辨方法可参考第五章
发育迟缓、生长畸形	儿科或小儿康复科	导致宝宝发育迟缓或生长畸形的原因很多，需及时到儿科就诊，查明病因，并积极进行康复治疗

就医的选择

有经验的家长，通常来看病前就向别人打听好了想为宝宝选择的医生，或是选择认识已久的医生。如果没有来过这家医院，家长也可以通过医院网站或医院大厅展板上的专家榜，来选择适合给宝宝看病的医生。

医生分类	医治范围	就医选择
全科医生	如中小医院、门诊的正规医生，小儿常见病基本均治	对于诊断不难，治疗基本有大致标准的疾病，如感冒、发烧、咳嗽、肺炎等，选择全科医生，既方便易寻，也经济实惠
专科医生	专门治疗某一类疾病的医生，他们在某一学科范围内专门研究学习，对本专业内的疾病较之全科医生有着更多的经验和知识	如果宝宝的病情比较严重，或者经过全科医生无法诊断治疗的属于疑难杂症，就要考虑选择专科医生，即使不一定能治愈疾病，但至少可以通过最佳的医疗方案和手段，收到目前可以获得的最佳效果

作为一名好的儿科医生，他应该能专心致志地听你述说宝宝的病痛，然后询问一些有关疾病方面的细节问题，为诊断疾病收集临床资料。如果需要做实验室检查，交代清楚实验室检查的目的和意义，以及可能会发生的检查结果，不讲大量的医学术语。诊疗结束，向患者交代清楚用药方法和日常生活中的注意事项。

还有一些家长会问：给宝宝看病是找中医还是找西医好呢？这个问题其实家长根本无须纠结，看哪个就医方便，或者你愿意相信中医还是西医，自由选择即可。

一般来讲，如果宝宝除了病症外，精神、饮食还好，也不影响玩耍，家长不想给宝宝吃药，可以考虑中医推拿、按摩、食疗等，慢慢调养。在本书的疾病章节，我们会针对具体疾病提供相关的食疗和中医外治法。如果疾病影响到宝宝的饮食、睡眠，精神差，建议优先选择西医，待宝宝病情平稳后，联合中医进行理疗。

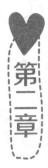

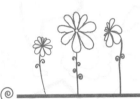

第二章

宝宝发烧了，
这是为什么？ 该怎么办

人体的正常体温是 36.5℃，如果宝宝体温超过 37.5℃，或者家长明显感到宝宝身体发烫，通常就是发烧了。宝宝发烧了，有一部分家长的第一反应就是赶紧找退烧药进行降温；有一部分家长赶紧问医生朋友或有经验的家长；还有一部分家长相信"自愈理论"，只要不危及宝宝生命，绝不吃退烧药。其实，宝宝发烧的原因很多，分清原因才能对症施治。

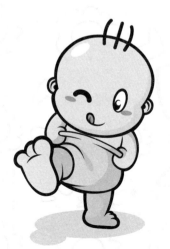

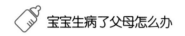

 # 正确认识宝宝发烧

健康成年人的正常体温是36.0~37.2℃（腋窝），小宝宝的体温通常会稍高一些，通常在36.0~37.4℃之间。当然，每个宝宝都有自己正常的体温，而且每天的体温都有可能上下波动1~1.5℃。但如果超过37.5℃，一般就"怀疑"宝宝发烧了。

不同部位的发烧体温各不同

临床测量体表的温度用体温计测量，测量部位主要有口腔、腋窝和直肠，各个部位的发烧温度是不同的。

1. 直肠温度

正常宝宝的直肠温度：36.9~37.9℃（平均为37.5℃）

低烧体温：37.2~38.3℃

中度发烧体温：38.4~39.4℃

高烧体温：高于39.5℃

2. 口腔温度（比直肠温度低0.5~1℃）

正常宝宝的口腔温度：36.7~37.7℃（平均为37.2℃）

低烧体温：不高于38.0℃

中度发烧体温：不高于39.0℃

高烧体温：高于39.0℃

3. 腋窝温度：（比口腔温度低0.5~1℃）

正常宝宝的腋窝温度：36.0~37.4℃（平均为36.8℃）

低烧体温：不高于37.5℃

中度发烧体温：不高于38.5℃

高烧体温：高于38.5℃

发烧不一定是坏事，但也不能放任宝宝烧下去

发烧是俗称，医学专业术语是发热。宝宝一发烧，家长就会下意识地去找退烧药，总担心宝宝烧坏了或者脑子烧糊涂了。其实发烧是人体必要的保护机制，这种提高体温的反应不利于微生物繁殖。如果宝宝一发烧就吃退烧药，很容易掩盖症状，不利于疾病的诊断。

有些家长可能发现了：小宝宝较大人更容易发烧，而且容易发高烧。其实发烧有利于宝宝建立自身免疫系统。对此，美国《过敏和临床免疫学杂志》曾刊登过一篇文章专门介绍过。文章中阐述，研究组通过跟踪调查一组美国0~6岁儿童的健康状况，发现1岁以前没有发烧经历的宝宝，有50%会对灰尘或猫毛过敏；有过一次发烧经历的宝宝，过敏程度要轻一点；发烧超过两次甚至更多次的宝宝中，只有31.3%的人会得过敏。所以，主持该调查的威廉姆斯博士认为，发烧也许能促进儿童免疫系统的发育。

家长看过来： 发烧是身体正在清理病原菌的正常保护反应，可以促进宝宝免疫系统的发育。所以，宝宝一发烧，切勿慌乱使用退烧药，先给宝宝机体增强免疫力的时间和机会。

宝宝发烧的过程，是聪明的身体在和侵入机体的病菌、毒素做斗争的过程。所以不要宝宝一发烧，家长就心急火燎地找退烧药，要给宝宝机体增强免疫力的时间和机会。当然，这并不是说所有的发烧都放任宝宝的机体自行和病菌做抗争，发烧的坏处仍然不可小觑。随着体温的升高，机体的消耗也会增大，各器官部位的工作负担也会加重，若长时间高烧不退，虽然体内的病原菌被杀灭了，可是人体本身的功能也消耗殆尽，是非常危险的。

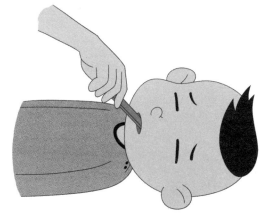

发烧不一定是坏事，但宝宝持续高烧需要及时就医

宝宝发烧不要慌，家长跟着这样做

宝宝发烧了，究竟应该怎么做呢？郭医生用一个简单的流程图来告诉大家，对于不同程度发烧的宝宝，有着不同的处理方式。

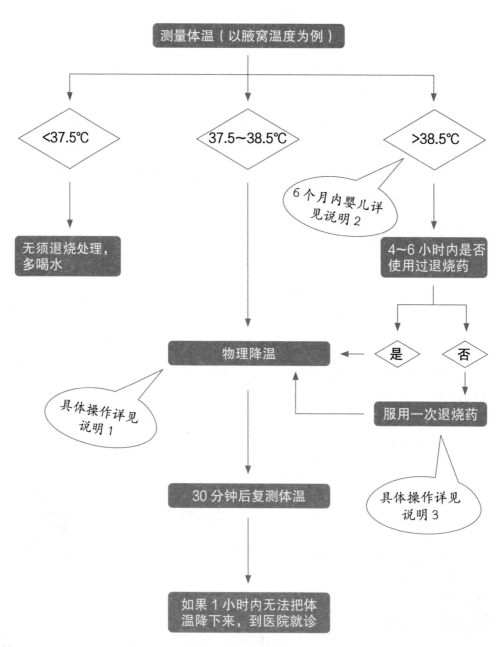

测量体温（以腋窝温度为例）

<37.5℃ 37.5~38.5℃ >38.5℃

6 个月内婴儿详见说明 2

无须退烧处理，多喝水

4~6 小时内是否使用过退烧药

物理降温

是 否

具体操作详见说明 1

服用一次退烧药

30 分钟后复测体温

具体操作详见说明 3

如果 1 小时内无法把体温降下来，到医院就诊

说明1：物理降温

对于婴幼儿来讲，如果发烧体温未超过38.5℃，且没有其他严重症状，刘医生和郭医生的建议是先别急着吃退烧药或去医院，可以采取物理降温的方法，一般不太严重的发烧，通过几次物理降温，就可以得到很好的缓解，并逐渐痊愈。

多喝水，多排泄

宝宝发烧时，高体温会消耗体内大量的水分，如果出汗，水分流失的就更多。所以，家长一定要给发烧的宝宝多喂水，让宝宝多排泄，通过尿液将体内的热量带走，这是最基本的降温方法，而且非常有效。

水的选择：首选白开水，如果宝宝确实不喜欢喝，可以榨点新鲜果汁兑在温开水里给宝宝喝。

喝水方法：少量多次的喝，大概每半小时喝一次。

适用范围：所有发烧的宝宝。

温水擦拭降温法

工具准备：小脸盆1个，干净的小毛巾1~2条。

水温：高于50℃。

时间：10~15分钟。

部位：额头、耳后、后颈、前胸、腋下、手心、脚心等。

适用范围：所有发烧的宝宝。

家长看过来：水温要高于50℃，因为毛巾在蘸水的过程中会自然降低几度，然后以略高于宝宝体温的毛巾擦拭宝宝额头、耳后、手心、脚心等部位。不可用冷水，冷水会刺激神经，导致宝宝抽筋、惊悸等症状。

使用退热贴

小儿退热贴是通过凝胶中水分汽化将体内的过多热量挥发出去，从而达到降低体温的效果。退热快，降温效果

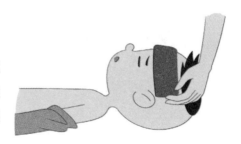

好，安全无毒副作用。

适用范围：退热贴面积小，对于高烧的宝宝来说退热效果不明显。

❀儿科妈妈的贴心指南❀ 不适宜宝宝使用的物理降温法

◎冰敷：冰敷太冷，会引起宝宝皮肤的毛细血管收缩，阻碍散热，特别是怕冷、打寒战的患儿更不能用冰敷。

◎酒精擦浴：婴幼儿的皮肤很薄，而酒精的渗透性很强，如果给宝宝用酒精擦拭的话，酒精通过皮肤吸收，可能会使宝宝出现酒精中毒的症状。另外，酒精擦浴也会刺激皮肤，引起毛细血管收缩，阻碍散热。

说明2：6个月内婴儿发烧

3月龄内的婴儿，原则上出现任何病症都要及时去看医生。如果体温持续在38.5℃以上，需要立即去医院。

3~6月龄内的婴儿，如果体温持续在38.5℃以上，需要立即去医院。

说明3：退烧药物知多少

世界卫生组织（WHO）向全球儿童推荐的不良反应小的退烧药只有对乙酰氨基酚和布洛芬两种。在使用过程中，要注意下述三个细节问题。

月龄选择：对乙酰氨基酚可用于3个月以上的宝宝，布洛芬可用于6个月以上的宝宝。

服药时间：无论是对乙酰氨基酚还是布洛芬，忌长期服用，一般疗程不超过1周，而且不要同时使用两种以上的退烧药。

搭配禁忌：退烧药不要和碱性药物同时服用，否则会降低疗效。

接下来，我们来详细了解一下这两种退热药。

对乙酰氨基酚：低月龄宝宝的首选

对乙酰氨基酚，又名扑热息痛，是目前儿科临床最常用的退烧药物，也是世界卫生组织推荐的婴儿和儿童高烧时的首选退烧药，常用于发烧、头痛和其他轻微疼痛，是多种感冒药和止痛药的主要成分。对乙酰氨基酚的解热作用缓和而且持久，疗效好，不良反应少，因此，只要是3个月以上的宝宝发高烧都可以用这个药。家长可以在家中常备，以便宝宝发高烧时能及时退烧。

代表药物：泰诺林、小儿百服宁滴剂等。

服用剂量：每千克体重10～15毫克，4～6小时服用1次，一天最多服用4次，连续服用不超过3天。

注意事项：如果宝宝的发烧是感冒引起的，家长要同时给宝宝吃对乙酰氨基酚和感冒药的话，那在给宝宝吃之前，要看看感冒药中是否含有"对乙酰氨基酚"这个成分，如果有，要把剂量算清楚，避免剂量叠加导致过量服用，否则会对肝脏造成损害。

布洛芬：退热快好准，但6个月以上的宝宝才能用

布洛芬属于新的儿科退烧药物，相比对乙酰氨基酚来说，它的退热速度快，效果显著，对胃肠的刺激更小。而且它的退热效果可维持6～8小时，可以减少服药的次数。很多家长看到布洛芬的退热效果快，因此喜欢在宝宝发高烧时给他吃布洛芬退烧。但是家长要注意，只有6个月以上的宝宝才能服用布洛芬退烧。

为什么强调6个月宝宝以上才能用呢？大家可以看一下布洛芬的说明书，它的药理作用是抗炎、镇痛、解热，也就是说它最首要的作用是抗炎，解热是排在后面的。如果要给布洛芬定位的话，它可以说是公认的儿童首选抗炎药，适用于感染性疾病所致的高烧患儿。所以，刘医生和郭医生都强调，如果宝宝不是患了感染性疾病，那在给高烧的宝宝退烧时，首选药是对乙酰氨基酚，只有吃了对乙酰氨基酚不管用的情况下，才会考虑用布洛芬。

代表药物：美林、托恩口服溶液等。

服用剂量：每千克体重5～10毫克，每6小时1次，一天最多服用4次。

注意事项：有脱水、肾功能不好、哮喘的患儿忌用。

家长看过来：如果宝宝持续高烧不退，可交替使用对乙酰氨基酚和布洛芬，具体方法是先服用对乙酰氨基酚，不退烧的话4小时后服用布洛芬；服用布洛芬6小时后，不退烧的话再选择对乙酰氨基酚。

宝宝发烧存在的误区

发烧是低月龄宝宝经常会遇到的问题，但是有些家长却对宝宝发烧存在一些明显的误区，有些误区会适得其反，甚至会危及宝宝的生命，一定要认识清楚了。

误区1：发烧了马上用退热贴、冰袋或温水浴等物理降温

物理降温是一种辅助降温的手段。而且我们前面已经讲过，物理降温最好选择热水擦拭、多喝水多排泄等方法，而尽量不要选择冰袋、冰枕等方式。对于小宝宝来讲，大多数发烧其实是身体发冷，物理降温在使用过程中患儿出现畏寒、颤抖等症状时，应立即停止使用，原因在于颤抖让身体产热增加，反而让患儿更加不舒服。

误区2：小宝宝发烧捂一捂就好了

这是老人家的惯有观念。确实，3~5岁得了风寒感冒的患儿，如果发烧温度不高（低于38.5℃），喝一碗姜糖水在被窝里捂一捂，确实有很不错的效果。但如果是3岁以内（尤其是1岁以内）的婴幼儿，这可是万万不可的。因为婴幼儿体温中枢尚未发育成熟，不会像成人一样捂汗就能降温。相反，越捂体温越高，在捂热较长时间后，患儿体温可上升至41℃以上，容易出现"捂热综合征"，甚至危及生命。

误区3：不能吃退烧药，退烧药都对宝宝有副作用

"是药三分毒"是有一定道理，所以医生才会建议患儿要在体温超过38.5℃（低月龄婴儿，或者有其他并发症状且体温38℃以上）时再服用退烧药，而且服用退烧药物时一定要谨遵医嘱，切忌服用过多，否则会增加肾脏负担，损伤肝肾功能。

误区4：体温越高病情就越严重

小宝宝的体温调控能力较差，发烧体温一般都高于成人。而事实上，有些小宝宝就算患上脑膜炎，也不一定会发烧，所以并不能以体温的高低衡量病情是否严重。但如果你家宝宝在发烧的同时还存在呕吐、腹泻、面色差、神色呆滞、脾气焦躁等症状，以及高烧至40℃以上，请马上到医院就医。

误区5：只要迅速退烧到正常体温就好了

退烧的目的是减轻宝宝不舒服的症状，而并非是迅速降低体温。等宝宝体温降到38℃以下，家长还需要让宝宝多喝水、多休息，或者在医生指导下，服用治疗引起发烧原因的对症药物，让宝宝体温慢慢恢复到正常。盲目用药物或针剂快速退烧，会掩盖了真正的病症，容易导致误诊，延误治疗。

宝宝发烧时的注意事项

（1）注意房间的通风换气。宝宝发烧不要捂，适当把门窗打开以通风换气，保持室内空气新鲜。如果担心宝宝冷，可以开空调，保持适宜的温度。

（2）多休息、多喝水。补充水分的重要性前面已经讲过，还要让宝宝多休息，以养元气，并密切观察宝宝情况。

（3）妈妈勤快些，多给宝宝物理降温，保持宝宝皮肤干爽，注意换下有汗的衣服，避免加重发烧。

（4）准备清淡的饮食。在发烧期间，应该让宝宝进食一些易消化的食物，以免加重肠胃负担。

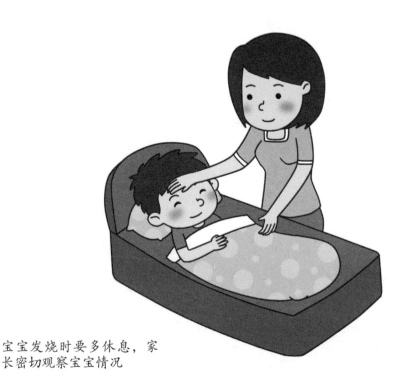

宝宝发烧时要多休息，家长密切观察宝宝情况

拯救发高烧或反复高烧的宝宝

问 我闺女2周岁了，这两天一直发烧39℃左右，精神很好，吃喝也算正常。一天吃了三次布洛芬口服混悬液，也吃了小儿氨酚黄那敏颗粒。但是效果不明显，宝宝一直浑身发烫。

答 试试竹茹蚕沙陈皮饮。做法也超简单，取竹茹、蚕沙和陈皮各30克，冷水下锅，煮十几分钟即可。如果宝宝发高烧，睡前让宝宝喝15毫升，一般第二天早晨就会退烧；如果是反复高烧，3小时服用一次，一般24小时内退烧。

我一直向发烧宝宝的家长推荐竹茹蚕沙陈皮饮，因为它的退烧功效真的非常神奇，而且对大人和宝宝的发烧都有用。为什么这么神奇？我们来分析一下这个验方。

蚕沙，其实就是蚕的粪便。不要觉得是粪便就很脏，养过蚕的人都知道，蚕的一生都不曾下地，在专门养蚕的竹匾里生存，而且只吃新鲜的桑叶。所以说，蚕沙是干净的，没有任何异味的。而且经过蚕的消化分解，蚕沙可以说是结合了动物和植物精华的药材。蚕沙的主要作用就是和胃化浊、退烧止痛。竹茹，就是竹子中间的那层，就是我们把竹子最外面那层绿皮刮掉，露出里面青白色的部分，把它一条条刮下来晒干就是中药材竹茹了，可以清心火、肺火、肝火、胃火等，主要作用是清心热，加强退烧、止吐的作用。陈皮，其主要作用是调和蚕沙和竹茹的寒热平衡，同时理气健脾。

所以大家看到了，发烧到了高烧，已经危害到内脏器官，退烧已经不是关键，关键是清理内脏的热。竹茹可以清心经上的热；蚕沙可以和胃化浊，清胃经上的热；陈皮理气护脾胃。内脏的热气消了，脾胃通畅了，宝宝的热自然就退了。

问 我家宝宝7个多月，这两天一直发烧38.5℃左右，每次吃了布洛芬，1小时能退点，但过了2小时就又烧了，夜里再高烧怎么办呀？

答 如果宝宝没有其他症状，建议给宝宝多喂水，体内水分是散热的基础；然后适当提高室温，给宝宝少穿盖，利于散热；采用物理降温法。发烧期间体温忽高忽低，是宝宝下视丘体温调节中枢调定点提高的关系，体内病症完全康复后，高烧自然就会退。一般来讲，病毒感染一般在3~5天，通常2天左右会慢慢缓解，但也有病程较长烧到2周的。如果超过2周仍然高烧不退，就需要立即就医检查。

对于服用退烧药后，宝宝还是反复高烧，家长要考虑以下几个因素。

（1）退烧药剂量不足。

（2）宝宝对此种退烧药不敏感。

（3）宝宝体内水分摄入量不足。

（4）退烧药是一种治表的方法，其目的是避免高热惊厥和降低因高烧引起的身体高代谢状态。

所以一旦出现这种情况，家长除了给宝宝多喂水、物理降温，还要咨询儿科医生，详细给医生说明你给宝宝的用药名称、用药剂量、用药时间、喝水情况、宝宝精神状态等。例如，对乙酰氨基酚的剂量，1岁内的婴儿，一定要在专业医生指导下使用，因为中国的对乙酰氨基酚混悬滴剂说明书，只有1岁及以上儿童的剂量；6个月以上的宝宝，尤其是高烧，布洛芬的效果更好，但一般建议4～6小时才服用一次，而且部分宝宝服用后可能有胃肠道刺激反应。故患儿反复高烧，咨询医生是很必要的。

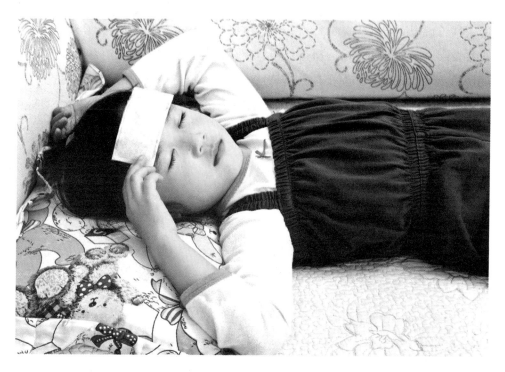

宝宝发烧的常见原因

发烧是身体有潜在的感染或炎症而引起的一种临床症状，原因有轻有重，宝宝发烧，常见的原因有感冒、炎症、长牙、预防接种（俗称打防疫针）、穿太厚等。不同原因引起的发烧，有着不同的处理方式。让我们来看看引起宝宝发烧的原因都有哪些？

感冒会导致发烧

宝宝发烧，大多都是感冒引起的。除了发烧，宝宝还会出现打喷嚏、鼻塞、流鼻涕、头痛、浑身酸痛等症状。风寒感冒时宝宝会打寒战、怕冷，但无汗出；风热感冒时宝宝会一直扯衣服说热，有汗，一直想喝水。

扁桃体炎会导致发烧

扁桃体位于咽部，在消化道和呼吸道的交汇处，是咽部最大的淋巴组织。正常情况下，咽部两侧的扁桃体守护着咽喉，过滤掉进入咽腔的细菌和病毒，是免疫系统的一部分。但小儿身体抵抗力差，尤其是4~5岁的宝宝，扁桃体正在逐渐增大，稍微受凉感冒就会使扁桃体抵抗细菌的能力减弱，引起扁桃体肿大、炎症，有了炎症，就会发烧。

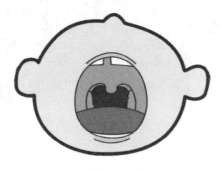

正常的扁桃体

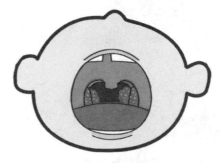

扁桃体发炎

长牙或预防接种会导致发烧

乳牙萌出的前几天，有的宝宝可能会有一些异常的表现，如流口水，咬妈妈的乳头或咬手指、硬的东西，比较淘气，黏妈妈，有的小宝宝还会有低烧。一般来说，以上现象会持续3~4天，乳牙萌出牙龈后就好了。

宝宝预防接种引起的发烧，一般会在72小时内发生并自行缓解，如果高烧，可以咨询儿科医生吃点退烧药，其他药物不要吃。容易引起宝宝发烧的疫苗有脊髓灰质炎、百白破、A群流脑、C群流脑、乙脑、肺炎、流感等疫苗。

肺炎会导致发烧

宝宝感冒咳嗽要及时治疗，否则会发展为小儿肺炎。大叶性肺炎（肺炎的分类详见后面的肺炎章节）一般单纯表现为发烧，没有其他任何症状，而且是持续发烧，一般是39~40℃的高烧。如果需要确认高烧是否由小儿肺炎引起的，最直接有效的方法就是进行胸部X线检查，小儿肺炎章节我们再详细介绍。

疱疹性咽峡炎会导致发烧

如果宝宝这几天没有出牙，但不断流口水，吃奶时反复哭闹，且哭闹特别明显，时好时闹，发高烧甚至惊厥，查看宝宝口腔，会发现宝宝咽鄂弓疱疹，朱白色，周围有红润，直径2~4厘米，就要小心是否患了疱疹性咽峡炎。

胃肠炎脱水会导致发烧

如果宝宝在呕吐、腹泻后出现发烧，要小心胃肠炎。除了发烧，患儿还常伴随有精神状态差、全身乏力、不爱活动、尿少等症状。一般补水后宝宝还会低烧，完全纠正后才会降低到正常体温，大概补液2~3天得以缓解。

尿路感染会导致发烧

尿路感染又称泌尿系统感染，最明显症状就是发烧，特别是小宝宝，如果经常不明原因的发烧，特别是没有其他症状时，就要考虑尿路感染的可能，应及时就医治疗。

感冒致发烧

> 宝宝发烧是很常见的一个症状，而感冒是导致发烧的原因之一，当然，感冒患儿不仅仅会出现发烧的症状，同时还会伴有咳嗽（后文将详细介绍感冒致咳嗽的预防、治疗及居家护理方案）、鼻塞、流涕、打喷嚏等上呼吸道感染症状。普通风寒感冒一般低热，而婴幼儿起病急或风热感冒，常发烧重。

就医前的准备功课

 医院选择等级

轻微感冒流涕，体温不超过 38.5℃：一般不需要就医

体温超过 38.5℃（尤其是 6 个月以内的婴儿），或者高烧不退：选择离家较近的社区门诊、各级综合性医院或儿童专科医院就诊

 挂号科室

综合性医院：挂儿科
儿童专科医院：挂小儿呼吸科

检查项目

1. 查体

普通的感冒发烧，如果体温不超过38.5℃，儿科医生一般会进行常规查体，如听诊、看嗓子，就可以下诊断并开具药物给出治疗方案了。

2. 血常规检查

如果宝宝发烧超过38.5℃，或者持续发烧24小时以上，儿科医生会建议给宝宝查下血常规。查血常规的意义是看白细胞是否过高，确定病原体是细菌还是病毒，施治药物及相关治疗会加以调整。

白细胞数：白细胞属于免疫细胞，其主要作用是吞噬细菌、防御疾病。白细胞数低于正常值，说明免疫低下，极易感染各种病毒和细菌

中性粒细胞数：数值比较低，说明宝宝感染的病毒比较严重

淋巴细胞数：数值偏低，说明宝宝有免疫缺陷

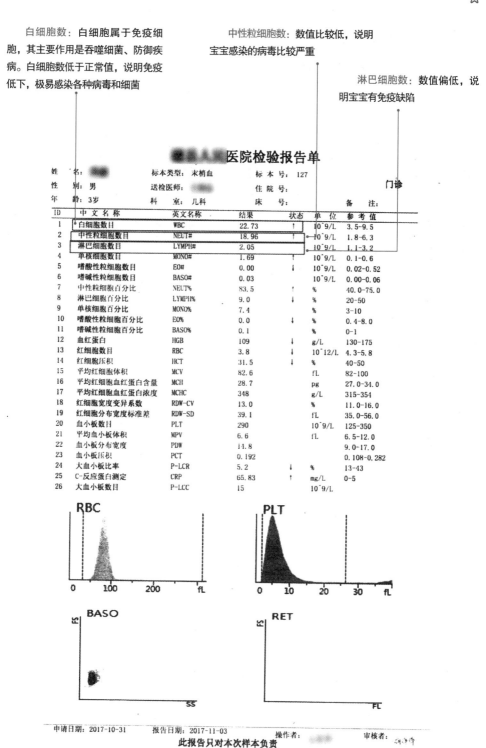

医院检验报告单

姓　名：	标本类型：末梢血	标本号：127	门诊
性　别：男	送检医师：	住院号：	
年　龄：3岁	科　室：儿科	床　号：	备　注：

ID	中文名称	英文名称	结果	状态	单位	参考值
1	白细胞数目	WBC	22.73	↑	10^9/L	3.5-9.5
2	中性粒细胞数目	NEUT#	18.96	↑	10^9/L	1.8-6.3
3	淋巴细胞数目	LYMPH#	2.05		10^9/L	1.1-3.2
4	单核细胞数目	MONO#	1.69		10^9/L	0.1-0.6
5	嗜酸性粒细胞数目	EO#	0.00	↓	10^9/L	0.02-0.52
6	嗜碱性粒细胞数目	BASO#	0.03		10^9/L	0.00-0.06
7	中性粒细胞百分比	NEUT%	83.5	↑	%	40.0-75.0
8	淋巴细胞百分比	LYMPH%	9.0	↓	%	20-50
9	单核细胞百分比	MONO%	7.4		%	3-10
10	嗜酸性粒细胞百分比	EO%	0.0	↓	%	0.4-8.0
11	嗜碱性粒细胞百分比	BASO%	0.1		%	0-1
12	血红蛋白	HGB	109	↓	g/L	130-175
13	红细胞数目	RBC	3.8	↓	10^12/L	4.3-5.8
14	红细胞压积	HCT	31.5	↓	%	40-50
15	平均红细胞体积	MCV	82.6		fL	82-100
16	平均红细胞血红蛋白含量	MCH	28.7		pg	27.0-34.0
17	平均红细胞血红蛋白浓度	MCHC	348		g/L	315-354
18	红细胞宽度变异系数	RDW-CV	13.0		%	11.0-16.0
19	红细胞分布宽度标准差	RDW-SD	39.1		fL	35.0-56.0
20	血小板数目	PLT	290		10^9/L	125-350
21	平均血小板体积	MPV	6.6		fL	6.5-12.0
22	血小板分布宽度	PDW	14.8			9.0-17.0
23	血小板压积	PCT	0.192			0.108-0.282
24	大血小板比率	P-LCR	5.2	↓	%	13-43
25	C-反应蛋白测定	CRP	65.83	↑	mg/L	0-5
26	大血小板数目	P-LCC	15		10^9/L	

申请日期：2017-10-31　　报告日期：2017-11-03　　操作者：　　审核者：

此报告只对本次样本负责

23

关于检查的问答

问 宝宝查血常规需要空腹吗？空腹几个小时？可以喝水吗？还有为什么宝宝每次感冒发烧去医院，几乎都要抽血化验血常规啊？查这个有啥用？

答 查血常规无需空腹。很多家长不理解普通的感冒发烧，医生给宝宝好好看看拿点药就行了，为什么老让查血常规，又是抽血，又是化验，宝宝怕疼更不愿意来医院了，家长也怀疑医院是不是就是想让患者多花钱。其实医生理解家长们的这些担忧，但给每名患儿家属解释显然是没有时间的。在此，郭医生就给大家讲讲小儿感冒化验血常规的"前因后果"。

大众理解的感冒和临床医学上的感冒是不同的

感冒的英文单词是"cold"，直译就是冷，意译是受凉、着寒。这也是我们普通人通常理解的感冒：只要着凉引发的一些类似感冒的症状就是感冒。而临床医学将感冒作为急性上呼吸道感染的俗称，这其中包括了扁桃体炎、小儿肺炎、急性鼻炎、急性咽炎等疾病，还有流感、百日咳等。每个具体病症的对症药物和治疗方案都是不同的，而确定具体属于哪个病症，医生仅借助简单的查体和经验是无法确认的，需要借助一定的实验室检查或X线检查进行判断。

感冒为什么需要检查血常规

普通感冒一般分为病毒性感冒和细菌性感冒两种，查血常规最主要的目的就是确诊宝宝是患了病毒性还是细菌性感冒，另外就是评估宝宝疾病的风险。

我们第23页出示的那种化验单上方，已经给大家讲了白细胞数、中性粒细胞数和淋巴细胞数三个重要数值的核心含义。一般来说，白细胞计数不高或降低，淋巴细胞计数或百分比增高，提示病毒感染；白细胞计数和中性粒细胞计数或百分比增高，提示细菌感染。

每次感冒发烧都需要检查血常规吗

血常规有它的作用，但并不意味着每次感冒发烧都需要化验血常规。

（1）小儿只是轻微感冒发烧没有其他症状，能吃能睡精神状态还好，优先考虑病毒感染所致，无需化验血常规。当然，如果家长不放心，主动要求查一下也无妨。

（2）小儿感冒发烧24小时内，化验血常规，意义不大。

（3）如果发烧超过72小时，尤其是超过120小时，强烈建议化验血常规，而且需要排除其他严重疾病的可能。

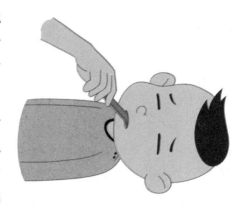

也就是说，血常规用于帮助区分细菌和病毒感染，要不要进行血常规化验，需要医生在认真问诊、查体的基础上，视情况而定，并不是每次感冒、发烧都必须化验的，特别是在疾病的早期。

准备就医，什么情况需要及时就医

宝宝感冒发烧非常常见，轻微的感冒发烧，体温在37~38.5℃，一般不用就医或给服退烧药物，家长可以通过一定的居家护理（详见下一小节家庭护理篇）就可以缓解。那么，什么程度的感冒发烧需要及时就医呢？

（1）6个月以内的婴儿感冒了要及时就医。因为对于0~6个月的宝宝来说，一般不会感冒，因为他们有来自母亲的抵抗力。如果这期间宝宝感冒了，就需要立即带宝宝去医院。

（2）6个月以上的宝宝如果超过3天持续发烧，反复发烧，或者宝宝的整个身体状态下降，我们就需要怀疑是不是因为感冒引起了炎症，这时就要就医了。大多数病毒感染，可自愈。

（3）宝宝感冒发烧，伴有食欲不振，同时还拒绝水或奶的摄入及其他试图给宝宝补充体液的措施。

（4）感冒发烧伴有耳痛、耳鸣、双眼红肿、眼角有脓性分泌物。

家长看过来：宝宝发烧时会出现寒战，属于体温上升期，温度没有达到最高值。当宝宝温度达到最高时，摸起来浑身发烫，属于高温持续期。宝宝出满身大汗时，属于体温下降期。

25

就医时的细枝末节

家长要知道医生最想了解什么

好不容易排队就诊成功，直接面对医生了，你是不是有点语无伦次、絮絮叨叨，但医生可能会打断你的话语开始给宝宝查体、开药、开检查？不要一味地去责备医生。要知道儿科医生每天面对上百个病号，可没时间听家长说些无用的信息，后面还排着很多需要他救治的小宝宝呢。一句话，家长简单有效的描述，可以让医生更好地判断宝宝的病情，给出最恰当的治疗方案。

那么，以发烧为例，医生最想了解什么呢？

（1）宝宝从什么时间开始发烧？最高体温是多少？什么时候量的？

（2）是否用药？用的什么药？剂量多少？是否用其他方法降温，效果怎么样？

（3）就诊之前，在其他门诊、医院就诊过吗？做过什么检查和化验，结果带来了吗？

家长简明、清楚地描述宝宝的病情，便于医生快速准确地下诊断，给予宝宝最直接有效的治疗方案。尽量不要用大概、可能等模糊性词语，毕竟看病不是儿戏，失之毫厘，差之千里，对待宝宝生病更要慎重。如果担心记不好，家长可以在带宝宝去医院之前，在小本或白纸上提前记录好宝宝生病的病症表现及用药记录。

如果医生开了药，家长一定要问清楚具体服药过程，如一天吃几次、一次吃多少剂量、饭前吃还是饭后吃、吃多久后复查、需不需要注意饮食等问题。

很多家长抱怨儿科医生太不近人情，排队老半天见到医生了，医生还没听完你对宝宝病情的描述，就开了化验单被打发掉了。那么，家长有没有想过你所说的"病情描述"是不是严重偏题了？这里也给家长朋友们列几条医生最不耐烦听

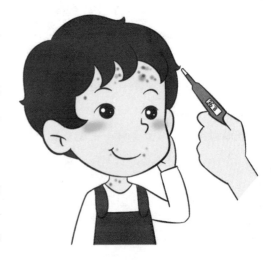

的，大家一定要引以为戒！

（1）我家宝宝平时身体可好了，每天活蹦乱跳，特别活跃，从来没生过病，邻居们都说……

【医生独白：拜托，这和看病有半毛钱关系吗？赶紧进入主题，没见后面好几个宝宝等急了在哭闹吗？】

（2）哎，你这个医生咋说的和网上（之前问的那个医生）说的不一样啊，我之前都上网查过（问过那个医生）了，你是不是检查错了？你再看看，认真看看！

【医生独白：不信我来找我干嘛？继续上网查或去找之前的医生吧！】

（3）我朋友的宝宝也是这样，她开了××药，吃了就好了，你也给我开这个药吧！

【医生独白：人人都能开处方，要医生干嘛？显性症状类似，不代表病症一样。】

（4）哎，医生，这是我爸的胸片，他今年63岁了，最近也老是咳嗽，我先给你说说我爸的情况，钱都算在我卡里啊……

【医生独白：我是儿科医生唉，而且只看片子不见人怎么确诊？重要的是没见你儿子正又咳又哭闹个不停，你确定不先给儿子看看？】

（5）医生，你手机号多少啊，手机号就是微信号吧？要不加个微信好友吧，以后咱们有事了都方便。

【医生独白：谁方便谁啊？】

（6）药费这么贵啊！你们收了多少回扣啊？算了算了，你给我打个折就不投诉你了啊。

【医生独白：拜托！快去快去！药又不是医生（或医院）制造的，而且医院药品早就开始实行零差价了。】

（7）医生问宝宝发烧几天了，大小便正常吗，还有其他症状等相关病情，家长一问三不知。

【医生独白：无法准确描述宝宝病情，你还是合格的家长吗？不利于医生诊断不说，您是不是反思下自己应该多花些时间陪陪家人了！】

聊聊家长来不及问或医生来不及说的那些事

如何给宝宝选择感冒退烧药

很多家长把38.5℃当作宝宝去医院就医与否的绝对标准，其实医学上并没有这个绝对值的概念。如果宝宝在24小时内有过一次38.5℃的高烧情况，或者虽然没有到38.5℃，但连续两三天都是38.2~38.3℃，也可以酌情考虑服用退烧药。遇到上述两种情况，或者不具备马上去医院的条件，慧兰主任和爱民医生建议可以临时用美林（布洛芬混悬液）或对乙酰氨基酚滴剂进行退烧，但更建议去正规医院就诊。

当然，对1岁以内感冒的宝宝，除了退烧药，一般都不会建议使用任何感冒药。除非感冒恶化到有了炎症的症状，如扁桃体炎、中耳炎、肺炎等，此时，我们会使用抗生素。对于支气管炎，一般会采用喷雾药，扩张宝宝的呼吸道。对于1~6岁的宝宝，如果一定要使用感冒药，必须咨询医生再做选择。

家长看过来： 尼美舒利颗粒对宝宝的肝肾有损伤，而烷胺类感冒药对宝宝的肾脏损伤比较大，原则上14岁以内的儿童禁用。

听听医生对感冒患儿说的嘱托医嘱

嘱托医嘱是指医师在医疗过程中对患者或诊治过程的嘱咐，它是一种自由文字，不涉及费用收取，如多喝水、饭后少量活动等。但有时候儿科门诊的小患者太多，医生来不及对每名患儿家属讲嘱托医嘱，下面给大家介绍感冒患儿的嘱托医嘱。

（1）少带宝宝去人口密集的地方，如游乐场、购物超市等，尤其是流感盛行期间。

（2）宝宝所待的居室要勤通风、勤消毒。消毒的方式一般是用84消毒液拖地，如果是熏醋法，必须在通风条件下进行，而且只是短期有效，因为醋蒸发得很快。

（3）给宝宝少量多次的喂水，优先白开水，宝宝实在不想喝，清米汤或白开水兑些新鲜果汁也可以。

为什么宝宝比成人更容易感冒发烧

简单来说，是因为宝宝经历的感冒次数少，暴露于不同的病毒机会较少。成年人面对普通感冒不易发烧，但面对新型致病原如SARS就发烧明显也是这个道理。我们把宝宝第一次感冒视为新病毒，把第二次（包括第二次以上）感冒视为旧病毒，看看病毒和机体免疫系统的"战斗过程"。

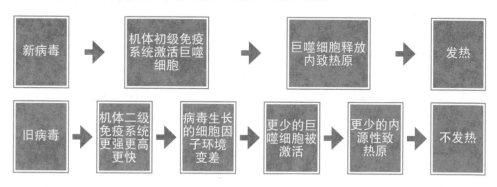

怎么判断是风热感冒还是风寒感冒

特征	风寒感冒	风热感冒
典型特征	感觉全身发冷，流清涕	喉咙肿痛，发烧重，流黄涕
鼻涕	鼻塞或流清涕	鼻塞，流黄涕，鼻涕发黏
咳嗽	咳嗽不重、不深，通常在上嗓位置	风热感冒初期不咳嗽，如果热入肺则咳嗽，且咳嗽位置较深，来自胸腔，声音响亮；如果有痰，咳嗽的声音会略显沉闷
嗓子	嗓子不疼	嗓子红、肿、疼，扁桃体肿大，口气重、有异味
发烧	发烧不高，通常在38℃左右	如果是普通感冒，体温一般不会超过39℃，如果是流感，则体温一般会达到39℃以上
二便	小便不黄	小便黄、气味大
舌头	舌苔不黄，唇色发白	舌苔黄，嘴唇红，舌尖红
痰液	痰稀、不稠不黏，痰色白	痰色黄、黏稠

就医回家，家庭护理让宝宝尽快康复

未病先防，儿科医生告诉你怎样预防

饮食得当

宝宝脾胃虚弱，消化吸收功能也比较差，所以，家长在给宝宝安排饮食的时候，一定要以清淡、易消化、有营养为原则，多吃一些米粥、面条、馒头、新鲜蔬菜等，少吃肥甘厚腻的食物，因为这些食物都不容易消化，容易造成积食，进一步加重宝宝脾胃虚弱。另外，还要让宝宝养成有规律、有节制的饮食习惯，多喝水，适量添加水果。如果做到这些，宝宝的脾胃功能就会越来越好，身体越来越强壮，也就不容易感冒了。

注意避免宝宝着凉

有的家长认为，从小让宝宝皮实些，不用太管他，反而抵抗力会好，其实这是不对的，宝宝发生感冒往往都是从受寒着凉开始的。所以，不论是什么时候都要避免宝宝着凉。例如，冬季出门要给宝宝多穿点；夏季不要让宝宝贪凉，吃太多冷饮或寒凉水果，不要长时间吹电扇和空调；洗澡水不宜过热，因为用热水洗澡后，宝宝要承受的温差大，反而会更容易感冒；等等。

接种流感疫苗

接种流感疫苗是小儿增强对病毒免疫力的有效方法。婴幼儿接种流感疫苗需要进行2次注射，期间需要间隔1个月，每年10月是接种流感疫苗的最佳时机。另外，在流感流行期间，尽量不要带宝宝到公共场所，更不要让宝宝接触流感患者。

儿科医生医学常识小点播，宝宝生病不用慌

宝宝感冒，无外乎外感风寒或风热，其实在感冒初期，家长只要分辨出是风寒还是风热感冒，然后加以简单的食疗方或推拿、贴敷等中医外治疗法，就可以轻松在家缓解宝宝不适，节省去医院的精力和财力。

风寒感冒

症状：宝宝浑身发冷，鼻子不透气或流清涕，打喷嚏，无汗，不烧或低烧。

◎食疗方：生姜葱白红糖水

配方：生姜、红糖各10克，葱白3段。

做法：将生姜洗净，切片，与红糖、葱白一起放入锅中，加水煎煮10分钟，去渣取汁即可。每日2次。

功效：葱白、生姜都是辛热之物，能发汗解表；红糖能温中。三者共用，可以温中驱寒，有效治疗伤寒感冒。

注意：给宝宝喝完之后，最好让宝宝盖上被子好好睡上一觉，等汗出来，气血就通畅了，寒邪也就被驱除出去了。

◎洗鼻方：宝宝鼻塞流涕，最好用生理盐水洗鼻

感冒的时候宝宝可能会鼻塞、流涕，对于还不会表达的宝宝来说，鼻子需不需要处理，就是要看他能不能吸奶。如果宝宝还能痛痛快快地喝奶，就不需要去清理他的鼻子，但如果宝宝吸两口奶就要停下，张嘴呼吸几次，那就需要家长帮助处理一下了。关于处理方法，医生建议用滴鼻管给小宝宝鼻孔滴生理盐水清洗。

生理盐水的简易配制方法：1/4茶匙（2.2克）的盐配上250毫升的温水，一次1~2毫升。

对于大点宝宝，为防止鼻子被擦破，给宝宝擤鼻涕要使用柔软的纸巾，同时还要教会宝宝正确的擤鼻涕方法，避免造成耳膜损伤。

正确的擤鼻方法：用手指按住一侧鼻孔，擤出对侧鼻孔的鼻涕。用同样的方法擤另一侧。

◎足浴方：桂枝温汤

配方：桂枝15克，川芎、藿香、荆芥、防风各10克，羌活6克。

做法：将上述诸药一起放入砂锅中，加水煎煮10分钟，滤渣取汁，然后将药汁兑入适量的温水中，给宝宝泡脚，一直泡到宝宝微微出汗就可以了。

功效：温中散寒，促进利尿和出汗，让寒气从体内赶出去。

注意：不能让宝宝在饿着肚子的情况下泡脚，最好是让宝宝先喝些热的汤粥，胃里暖和了，再用温水泡脚，这样出汗的速度更快；另外，泡至微微出汗即可，千万不要让宝宝出太多的汗，否则会损伤正气，更不利于感冒的康复。

◎贴敷法：丁桂儿脐贴

具体操作：①用温热的纱布或小毛巾先把宝宝的小肚脐及周围皮肤擦干净，然后再用干毛巾把肚脐表面擦干；②取一贴丁桂儿脐贴，揭开贴纸，将药膏对准肚脐贴上；③双掌搓热，用掌心贴合肚脐，轻揉1～2分钟，让宝宝更舒服。顺时针帮助肠胃运转，逆时针帮助缓解腹泻。

功效：丁桂儿脐贴的主要成分是丁香、肉桂和荜茇，这三味药都是性味辛温或辛热的药，能够健脾温中、散寒止泻，对受寒导致的小儿腹痛、泄泻有很好的辅助疗效。

注意：揭脐贴时最好先用温水敷一下脐贴，让周边湿润，慢慢揭开，然后再湿润，再揭开，要慢慢的一点点儿地揭，否则太用劲会弄疼宝宝。另外，还要看看宝宝肚脐周围的皮肤有没有红疹或红肿的情况，如果有，就说明宝宝对脐贴过敏了，要及时取下。

风热感冒

症状：高烧、咽喉肿痛、流黄浓鼻涕、咳黄痰、口干舌燥、喜喝冷饮等。

◎食疗方1：风热感冒初起喝薄荷粥

配方：薄荷15克，大米50克，冰糖适量。

做法：将薄荷放入砂锅中煎取药汁，去渣取汁，放凉；大米淘洗干净，加水煮粥，待粥将熟时加入薄荷汁及适量冰糖，煮至冰糖融化即可。

用法：空腹服食。稍温即服，每日2次，得汗最佳。

功效：薄荷性味辛凉，辛能发散，凉能清利，是疏散风热的要药，能迅速解除外感风热所致的发烧、头痛等症状。宝宝感冒后，胃口差，没食欲，用薄荷与大米、冰糖一起熬粥喝，既能促进出汗、祛除热邪，又有健脾护胃、增进食欲的作用，对刚刚感受风热的宝宝比较适宜。

◎食疗方2：咽喉肿痛可喝些金银大海乌梅茶

有些宝宝感冒后会有咽喉肿痛的症状，哭闹不止，连饭都吃不下去，家长着急、心疼，又束手无策。其实，对于这类咽痛严重的宝宝，家长可以用一些具有清热解毒、利咽生津作用的中药煮水给宝宝喝，既避免了吃药、打针的痛苦，效果也非常好。刘慧兰主任给大家推荐了一个她临床常开的效验方——金银大海乌梅茶。

金银大海乌梅茶

配方：金银花5克，胖大海、青果、乌梅各2枚。

做法：将上述药材一起放入杯中，用沸水冲泡，加盖闷10分钟，即可。

用法：代茶饮，每日1剂。

功效：金银花性味甘寒，能清热而不伤胃，是清热解毒的良药，能把热毒郁结散开来，并透发出去；胖大海可清肺热、利咽；青果既能清热解毒，又能利咽、生津；乌梅性温，味酸，既能缓和金银花、胖大海的寒凉之性，又能敛肺、生津。家长用这四味药给宝宝泡水喝，对缓解外感风热所致的咽喉肿痛效果显著。

此外，刘主任还建议家长给宝宝用淡盐水漱口，方法很简单，在250毫升的温水中放入7.5克盐，慢慢让宝宝漱口，一天三次，每次间隔6～8小时。如果宝宝声音嘶哑，不要让宝宝大声喊叫；如果宝宝症状较重，可以给宝宝吃含片或使用喷雾。

◎外治法：刮痧退热

治疗风热感冒的关键是采用适宜的方法来帮助宝宝清热，也就是把热邪从体内清除出去。除了食疗，刮痧也有明显的退热效果，非常适合外感风热引起的发烧。

【刮痧选穴】

风府穴：在颈部，当后发际正中直上1寸。

大椎穴：位于人体的颈部下端，第七颈椎棘突下凹陷处。

风池穴：位于后颈部，与耳垂齐平后发际的凹陷处。

肺俞穴：在背部，当第3胸椎棘突下，旁开1.5寸，左右各一穴。

合谷穴：手背面第一掌骨和第二掌骨之间（拇指、食指合拢，肌肉的最高处）。

曲池穴：在肘横纹外侧端，屈肘，当尺泽与肱骨外上髁连线中点（让宝宝正坐，侧腕，曲肘，在横纹尽处取穴）。

【刮痧方法】

第一步：用温水拭干净需刮部位，在需刮痧部位涂抹适量刮痧油。

第二步：直线刮拭颈部正中，从风府穴到大椎穴，刮15~20次。

第三步：刮拭颈背部两侧，从风池穴一直到肺俞穴，应一次到位，中间不要停顿，刮15~20次。

第四步：刮拭曲池穴，由上向下，刮15~20次。

第五步：刮拭合谷穴，刮15~20次。

家长看过来：小儿刮痧手法要轻柔，不可强求出痧，注意把握力度，开始时应轻，让宝宝有个适应的过程；刮完后给宝宝喝些温开水，刮痧后2小时内忌洗凉水澡。

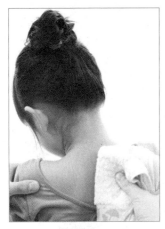
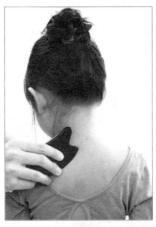

第一步	第二步	
第三步	第四步	第五步

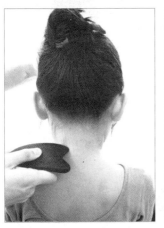
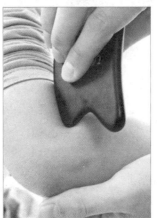
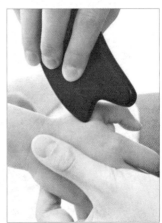

胃肠型感冒

<u>症状：上呼吸道症状相对比较轻，以食欲差、上腹部不适、泛酸、烧心、恶心、呕吐为主，同时多伴有腹痛、腹泻。</u>

◎食疗方 1：严重呕吐时喝萝卜生姜汁

配方：白萝卜250克，生姜15克，白糖适量。

做法：白萝卜和生姜洗净、切片，用榨汁机榨汁，过滤，汤汁加入适量白糖即成。

用法：每日2次，每次30毫升。

功效：止吐消食，缓解宝宝呕吐症状。

◎食疗方 2：呕吐伴腹泻时吃白扁豆山药粥

配方：白扁豆30克，干山药50克，大米100克，冰糖适量。

做法：将白扁豆、山药分别洗净；大米淘洗干净，放入锅中，加水1000毫升，用大火烧开；再将白扁豆、山药放入，转小火慢煮成粥，最后加入冰糖，煮至融化即可。

功效：解表祛湿、和中健脾。适用于胃肠型感冒的患儿，有帮助缓解食欲不振、呕吐或伴腹泻等作用。

◎生活调摄

胃肠型感冒多发生在季节转凉的时候，宝宝出现恶心、呕吐、腹泻、发烧等症状。所以，对于胃肠型感冒，家长应以预防为主。

预防：天气转凉的时候，及时给宝宝添加衣物，避免着凉；保持宝宝居室空气流通，少带宝宝去人多拥挤的公共场所，避免感冒病毒侵袭；多吃易消化的食物，少吃冰箱冷藏的酸奶、饮品和生冷瓜果等。

治疗：胃肠型感冒多是由病毒引起的，故治疗上以抗病毒为主，不可滥用抗生素，以免使用不当造成肠道正常菌群紊乱，加重病情，延长病程。常用藿香正气口服液或胶囊，或配以清热解毒药。食疗调整胃肠型感冒效果好，还无副作用，可以喝上面讲的萝卜生姜汁，小婴儿可以吃蒸苹果或煮苹果水，或者多给宝宝喝米汤、米粥等清淡易消化的流食和半流食。

妈妈这样做，宝宝好得快

护理重点	妈妈这样做
生活起居	·让宝宝适当休息，保证充足的睡眠，避免过度疲劳，不要熬夜 ·保持室内空气新鲜，雾霾天也应定时开窗通风，感冒流行季节可用食醋熏蒸法进行室内消毒，每立方米空间用食醋5~10毫升，加水1~2倍，稀释后，加热蒸熏2小时，每日或隔日1次 ·注意气候的变化，及时添减衣物，避免受寒、淋雨或中暑，夏季也不可过分贪凉 ·适当运动，以增强体质，出汗后及时更换干燥、洁净的衣服，以免再次受邪
调节饮食	·饮食清淡，忌吃滋补、辛辣、油腻、甜黏、酸涩等食物，如羊肉、鱼虾、人参、龙眼、糯米、油炸食物、肥肉等，这些食物都不利于消化或风寒、风热的发散 ·多吃富含蛋白质的食物，如豆制品、瘦肉、鸡肉、鱼肉等。肉食最好用清蒸的方法，蛋白质更容易吸收，其中的氨基酸能促进细胞新陈代谢，增强人体对感冒病毒的抵抗力 ·多吃维生素C含量高的蔬果，如菠菜、西蓝花、西红柿、青椒、猕猴桃、柑橘等。维生素C具有抗菌作用，能增强免疫功能 ·感冒后期应增加健脾补肺、调补正气的食物，如红枣、银耳、芝麻、黑木耳等 ·多喝水，戒酒、咖啡、浓茶等刺激性饮品，否则会刺激呼吸道黏膜，使呼吸道分泌物增多，加重病情

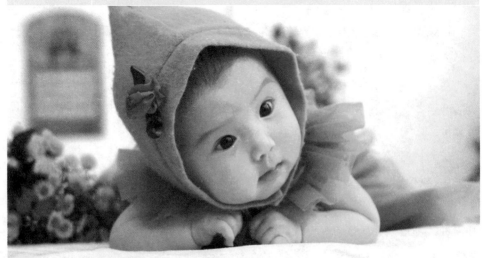

扁桃体炎致发烧

扁桃体炎也是导致宝宝发烧的一个重要原因，扁桃体炎分为急性扁桃体炎和慢性扁桃体炎，宝宝以急性扁桃体炎最为多见，临床表现为起病急，体温可达 39~40℃，婴幼儿常因吞咽疼痛而哭闹不安，会说话的宝宝一直说嗓子疼，想喝水又怕吞咽，有的幼儿还可能因高烧而呕吐、嗜睡、抽搐。

 就医前的准备功课

❤ **医院选择等级**

嗓子只有一点点红：可选择社区医院或二级医院
嗓子剧疼，高烧不退：建议选择三级医院或儿童专科医院

❤ **挂号科室**

综合性医院：挂儿科
儿童专科医院：挂耳鼻咽喉科

检查项目

1. 问诊

宝宝扁桃体发炎就诊，医生在简单询问病史后，重点就是查嗓子。只要宝宝张大嘴巴，压舌板伸进去，医生就可以直接看到扁桃体是不是红肿或充血。

2. 血常规检查

如果确诊是扁桃体炎引起的发烧，医生通常建议查一下血常规，即血细胞分析，再考虑开药。扁桃体炎的血常规单子和感冒查体的血常规单子一样，也是通过查看白细胞和中性粒细胞计数来判断是细菌还是病毒感染引起的扁桃体肿大。

关于检查的问答

问 扁桃体发炎为什么要做细菌培养?

答 如果宝宝经常扁桃体发炎,除了血常规化验外,医生通常还建议给宝宝做个细菌培养,就是取一些扁桃体上面的黏液进行细菌培养。因为血常规中的白细胞和中性粒细胞计数实际上只是作为细菌还是病毒感染的参考依据,准确率并不能保证100%,药物、身体受伤,甚至运动,也会影响结果。而细菌培养能准确判定是否是细菌引起的扁桃体炎,再考虑要不要用抗生素。

问 既然细菌培养才能准确判定宝宝是细菌还是病毒引起的扁桃体发炎,医生为啥不直接让做细菌培养,而老是让查血常规呢?

答 细菌培养确实可以准确检测出宝宝的扁桃体发炎是否由细菌引起的,但细菌培养一般需要1~2天才能出结果。小宝宝的病症一般都比较急,宝宝哭闹,家长心疼,医生也很心疼。有经验的儿科医生通过血常规80%的准确性和丰富的临床经验,可判断出是细菌感染还是病毒引起的扁桃体发炎。如果症状和细菌感染非常吻合,如肿大扁桃体有很多脓液和白斑,一般无需做细菌培养,有经验的医生也会提前开具合适婴幼儿用的抗生素处方,先让宝宝止疼。

问 宝宝扁桃体发炎一定要用抗生素吗?

答 很多家长认为,发炎一定要用抗生素。其实是否用抗生素,要找到引起发炎的病因。如果是细菌感染引起的扁桃体炎,则要用抗生素,具体用哪种抗生素,医生会根据宝宝的病症、年龄和体重等特点来选择;如果是病毒引起的扁桃体炎,那就不必用抗生素了,因为病毒感染是自限性的,而且对于病毒性急性扁桃体炎,目前也没有有效杀灭病毒的药物。

家长看过来:不要一听宝宝扁桃体发炎了,就着急给宝宝使用抗生素;也不要闻抗生素色变,害怕不良反应而拒服抗生素。一定要带宝宝去正规的医院就诊,并遵医嘱用药,切忌自作主张,耽误宝宝病情。

就医时的细枝末节

宝宝扁桃体发炎，需要打针输液吗

扁桃体发炎有轻有重，是否需要打针输液或住院治疗，需要通过儿科医生的详细问诊和检查才能决定，包括检查扁桃体有无脓性分泌物、分泌物浓稠度和颜色、扁桃体大小，再查血常规、测量体温等。

> **普通发烧，扁桃体轻微发炎**
> 口服清热解毒消炎的药物
> 扁桃体局部喷雾治疗，如开喉剑喷雾剂

> **高烧不退，体温超过39℃，甚至出现高烧惊厥**
> 查白细胞和C反应蛋白两项结果是否超标，超标提示细菌感染
> 中成药：蒲地兰消炎口服液或蓝芩口服液
> 西药：阿莫西林或第一代头孢菌素

> **服药后高烧不退，临床症状加重**
> 入院治疗，医生根据诊断情况一般考虑静脉输液3~5天
> 体温和体征正常，出院改口服药物1~2天巩固疗效

住院手续怎么办理

如果宝宝扁桃体发炎比较严重，医生会建议住院治疗。

住院手续办理流程

医生开具入（住）院通知单

家长确认孩子姓名和身份证、医疗保险上姓名相同

到住院收费处缴费

①缴费办理入院手续，请务必保管好收据，出院结账需要交回核对

②48小时内备齐相关证件（孩子户口页、城乡医保卡）

入住科室

①到病区护士站正式入住科室，分配床位

②进入病房接受诊疗护理

聊聊家长来不及问或医生来不及说的那些事

为什么我家宝宝老是扁桃体发炎

我们在扁桃体发炎致发烧的小节已经讲过，3~6岁是扁桃体发炎的高峰期，小于2岁的宝宝不会发生扁桃体炎。因为2岁以下宝宝的扁桃体还没有完全发育成熟，对外界的病原微生物反应不强烈。随着扁桃体这一免疫器官的发育成熟，一般2岁以后开始发炎，3~6岁为扁桃体炎高峰期，尤其是4~5岁的宝宝，扁桃体正在逐渐增大，稍微受凉感冒就引起扁桃体发炎。

事实上，大多数的扁桃体炎都是病毒引起的，而且主要是感冒病毒。所以，扁桃体炎多少也算是感冒的一个并发症。家长平时一定要注意增强宝宝抵抗力，避免宝宝受凉感冒，这也是避免扁桃体发炎的重要预防措施。

如何知道宝宝发烧是由扁桃体炎引起的

最简单准确的办法就是医生检查咽部时发现扁桃体肿大有脓，宝宝说嗓子疼。不会说话的宝宝吞咽时哭闹不止。

扁桃体炎会发展的很严重吗

扁桃体发炎是一种非常常见的儿科疾病。如果是病毒感染引起的，大多数预后是良好的；如果是细菌感染引起的，要及时进行抗生素治疗，比如由链球菌导致的扁桃体感染如果得不到及时控制，发炎会进展成脓肿，让扁桃体周围充满脓液，需要用注射器把脓液吸出来治疗。更危险的是，链球菌感染还会引起并发症，如急性中耳炎、鼻炎、鼻窦炎、咽炎、颈淋巴结炎、扁桃体周围脓肿等，严重的还会引起急性肾炎。

什么情况下需要考虑做扁桃体摘除手术

既然扁桃体发炎的后果这样严重，有些家长就考虑给宝宝做扁桃体摘除术。其实大可不必，我们前面也讲了，扁桃体就好比我们咽喉的"门神"，是免疫系统的一部分，保护我们的咽部不受细菌、病毒侵袭，是保护我们内脏器官的第一道防线。而且大多数扁桃体发炎都是病毒性感冒引起的，急性发作时宝宝虽然痛苦，但一般好了扁桃体就恢复正常功能，不需要做手术。而且随着年龄的增长，宝宝抵抗力增强了，6～7岁之后，宝宝患扁桃体炎的次数也就逐渐减少了。

但如果宝宝的扁桃体因为发炎次数多了，免疫力几近丧失，一点点细菌或病毒就受不了了，风吹草动就肿大发炎，一旦发炎就很久都不好，反而对健康有很多不良影响，弊大于利了，就考虑做手术割掉。以下情况考虑做扁桃体摘除手术：

（1）宝宝扁桃体炎频繁反复发作。

（2）扁桃体肿大导致了呼吸困难，睡眠时经常呼吸暂停。

（3）服用抗生素之后，下颌淋巴结依然肿大至少6个月。

就医回家，家庭护理让宝宝尽快康复

未病先防，儿科医生告诉你怎样预防

（1）让宝宝养成爱喝水的习惯，少吃薯片、炸鸡等刺激咽喉的食物。

（2）注意口腔卫生，每天早晚刷牙，饭后清水漱口，避免食物残渣留存在口腔中。

（3）养成良好的生活习惯，保证充足的睡眠时间，根据天气变化及时增减衣物，避免感冒。

（4）在呼吸道传染病高发的季节，注意室内外温差不要太大，居室要保持空气新鲜流通，相对湿度可在45%～55%；体弱的宝宝也可采取预防接种，通过预防呼吸道感染来预防扁桃体发炎。

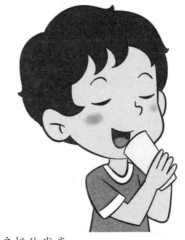

（5）宝宝得了急性扁桃体炎要及时治疗，避免急性扁桃体炎发展为慢性扁桃体炎。

多喝白开水，可有效预防扁桃体发炎

儿科医生医学常识小点播，宝宝生病不用慌

小儿急性扁桃体炎，一般用西医的方法治疗比较快；如果是慢性扁桃体炎，中医调理的效果比较好。

急性扁桃体炎

症状：常见于春秋两季，多因受凉、上呼吸道感染所致，扁桃体异常肿大，周围充血，有黄白色脓点，宝宝高烧寒战，咽喉剧疼，常可放射至耳部。

◎口服药法：中成药为主

清开灵

配方：珍珠母、栀子、水牛角、板蓝根、黄芩、金银花等。

用法：口服液每次10毫升，每日3次；注射液每次10～15毫升，加入5%～10%葡萄糖注射液250毫升中，静脉滴注。

功效：清热解毒，用于急性扁桃体发炎高烧不退者。

牛黄解毒片

配方：人工牛黄、雄黄、甘草、大黄、黄芩、桔梗、冰片、栀子、连翘。

用法：口服，每次2片，每日3次。

功效：清热解毒，用于急性扁桃体发炎大便秘结者。

◎喷剂法：双料喉风散

配方：人工牛黄、珍珠、梅片、黄连、甘草、青黛、山豆根。

用法：直接喷入咽喉疼痛处，每日4～6次。

功效：清利咽喉，消肿止痛，用于急性扁桃体炎。

◎贴敷方：茯苓贴足心

配方：土茯苓20克。

做法：将土茯苓研成细末，用米醋调和成糊状，涂敷在小儿双足心的涌泉穴上，纱布外敷，医用胶布固定。睡前敷药，次日晨起取下，一般1～3日即可见效。

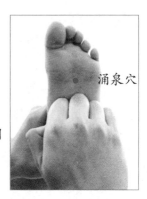

涌泉穴

◎外敷方：花翘散

配方：金银花、连翘、甘草、桔梗、牛蒡子各等分。

做法：上药共研成粉末，用米醋调和成糊状，外敷于宝宝会厌上方两侧。24小时换药一次，一般贴敷两次就有明显效果。

◎注射剂法：穿琥宁

配方：穿琥宁3支，5%葡萄糖注射液250毫升。

做法：穿琥宁3支（200毫克/支），加入5%葡萄糖（或生理盐水）注射液250毫升，进行静脉滴注，每日1剂。

功效：穿琥宁常被用于病毒性上呼吸道感染，具有明显解热抗炎和镇痛的作用，可以促进中性粒细胞的吞噬功能，提高血清溶菌酶的含量，急性扁桃体发炎用此法，基本上两三天可痊愈，但因为涉及到静脉滴注，需要家有医务人员方可进行。

慢性扁桃体炎

症状：多因急性扁桃体炎迁延不愈转化而来，宝宝平时常有咽部不适、刺激性咳嗽，或者口臭、嗓子轻微疼痛，检查可见扁桃体局部暗红充血，上有黄白色脓点或脓样分泌物。

◎食疗方：五汁饮

配方：雪梨、甘蔗、荸荠、藕、鲜茅根各100克。

做法：将上五味洗净切块，用榨汁机榨成汁即可。

用法：每天让宝宝分数次饮用，10天为1疗程。

功效：滋阴降火，清理咽喉，主治咽喉不适、口干不喜多饮的慢性扁桃体炎。

◎含漱法：薄银消肿含漱水

配方：薄荷、金银花各10克，生甘草6克，野菊花、沙参、土茯苓各15克。

做法：上药加水煎，取药液300毫升。

用法：每天让宝宝不拘时含漱。

功效：解毒消肿，适用于慢性扁桃体发炎。

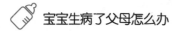

◎吹剂法：朱砂冰硼散

配方：朱砂、珍珠、冰片、枯矾各0.9克，寒水石0.6克，儿茶、龙骨各3克，硼砂1.5克，赤石脂2.1克。

做法：将上药共研成细末，装瓶备用，用时取药末少许，吹入宝宝咽喉患处，每天2~3次。

功效：解毒消肿，适用于慢性扁桃体发炎。

妈妈这样做，宝宝好得快

护理重点	妈妈这样做
多休息	·保证宝宝充足的休息，对扁桃体炎的防治非常重要
调整饮食	·一定要让宝宝多喝水，以此来补充因高烧而丢失的水分，促进体内毒素排泄 ·饮食宜清淡，宜吃水分多又易吸收的食物，如米汤、稀粥、果汁等；不要吃刺激性食物
避免传染	·扁桃体炎属于传染性疾病，不要带患儿去人多的公共场所 ·保持宝宝所在室内的空气流通，减少再度感染的机会

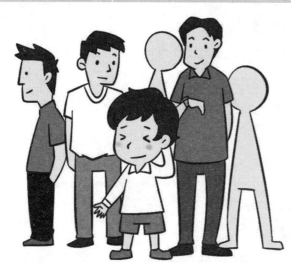

少去人流密集的地方，减少感染的机会

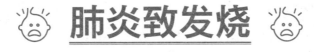 肺炎致发烧

小儿肺炎同样是导致宝宝发烧的一个重要原因。患肺炎的宝宝通常会发高烧，同时还会有咳嗽（后文将详细介绍肺炎导致咳嗽的预防、治疗及居家护理方案）、呼吸急促、呼吸困难以及肺部啰音等症状表现。由于小儿肺炎的早期表现非常像感冒，所以容易被误诊为感冒，所以，需要家长能够仔细观察，当宝宝高烧不退，同时有咳嗽加重、哮喘、气短、鼻子颤动、呼吸困难、躁动等症状时，很可能就是小儿肺炎，家长必须保持警惕，迅速带宝宝去医院。

就医前的准备功课

♥ 医院选择等级

只累及呼吸系统的小儿轻症肺炎：可选择二级医院

咳嗽剧烈，高烧不退或累及循环、消化、神经系统的小儿肺炎：建议选择三级医院

♥ 挂号科室

综合性医院：挂儿科
儿童专科医院：挂呼吸内科

检查项目

1.血常规检查（血细胞分析白细胞）

抽血检查主要查看白细胞（WBC）计数和分类。细性菌肺炎，白细胞计数会增高，中性粒细胞也会增多，如果病情严重，白细胞计数会降低或出现中毒颗粒；病毒性肺炎，白细胞计数大都正常或降低，淋巴细胞计数会增高或出现异型淋巴细胞；支原体肺炎，白细胞计数大都正常。

2. C反应蛋白试验（CRP）

小儿肺炎病情发展很快，及时的诊断和治疗是关键。在炎症和组织损伤8~12小时内，C反应蛋白浓度会明显上升，这通常可以作为疾病急性期的一个重要评估标准。如果CRP高于正常值，考虑是细菌感染引起的肺炎；如果CRP值正常，则考虑病毒性肺炎。

为了大家更直观地从化验单看出异常结果，我们用郭医生收集的2017年度以来，他院儿科就诊的56例肺炎患儿的白细胞计数和C反应蛋白的数值来进行对比查看。这些患儿的年龄在1~11岁，所有病例都根据患儿病史、体征、实验室检查和胸部X线检查确诊，同时选择同期门诊体检儿童21例作为健康对照组，年龄是7~11岁的1~4年级学生。

组别	例数	CRP（mg/L）	WBC($\times 10^9$/L)
细菌性肺炎组	30	62.31 ± 21.4	12.15 ± 4.36
病毒性肺炎组	26	5.12 ± 1.36	4.26 ± 1.84
健康对照组	21	4.29 ± 2.17	5.84 ± 2.03

注 本组数据均是患儿和体检患儿采集空腹静脉血进行的测定，WBC $> 10 \times 10^9$ 为阳性，CRP > 8mg/L为阳性

家长看过来：白细胞计数和C反应蛋白联合检测是临床感染早期判断细菌感染和病毒感染的首选指标，可以帮助临床医师尽快做出诊断和治疗，减少不必要的抗生素应用，所以，小儿咳嗽严重时，医生建议做的检查一定要做。

3. 肺炎支原体和衣原体检测

肺炎支原体和肺炎衣原体是引起呼吸系统感染的病原体，是引起小儿呼吸道感染和非典型肺炎的主要病原之一。肺炎支原体和肺炎衣原体和年龄有较明显的关系，尤其是3岁以上的幼儿和学前期儿童，如果怀疑是肺炎，儿科医生一般都会建议做这两个检测。

4. 胸部正位片（X线检查）

如果医生怀疑小儿患有肺炎，往往要对患儿进行胸部X线检查。X线检查

可以直接反映患儿肺部的病变情况，小儿肺炎的气管和肺会有片点状（即炎症），这一般是诊断小儿肺炎的重要依据之一，并且可以通过胸部X线的表现，观察肺炎的进展情况。

5.心肌酶测定

小儿肺炎属于婴幼儿常见的呼吸系统急症，严重时会并发心力衰竭。临床数据表明，小儿急性肺炎期，心肌酶明显增高，提示肺炎可能存在不同程度的心肌损伤，重症肺炎更为显著。对肺炎患儿进行心肌酶测定，有利于早期发现心肌损害的情况和程度。

关于检查的问答

问　宝宝抽血检查需要空腹吗？空腹几小时？

答　C反应蛋白、心肌酶测定是必须空腹抽晨起血的，为了化验的准确性，建议小儿肺炎需要实验室化验的项目，都抽晨起空腹血。如果是大宝宝，最好禁食禁水8~12小时；如果是婴幼儿，空腹4小时。

问　抽血还有其他注意事项吗？

答　抽血的前一天，患儿不要吃太多油腻、高蛋白的食物，如果是母乳喂养的婴儿，乳母前一天的饮食也要清淡。还有就是抽血后，需要在针孔处帮患儿进行局部按压3~5分钟进行止血，切记不要揉，以免造成宝宝的皮下血肿，造成淤青。

问　查肺炎支原体/衣原体定量和定性测量有何区别，哪个好？

答　定性测量只要知道一个数值量的性质即可，定量测量不仅要知道变化趋势，还要确定出具体的量，进而得出确定的比例关系，所以定量测量比定性测量更精确。但其实在临床上，两种方法并无好坏之分，只要满足临床诊断和治疗的基本需要就可以。如果我们只想看小儿肺炎是否由衣原体感染，采用定性的方法就可以了。而且从经济角度出发，定量测量的收费比定性要高。

☺ 就医时的细枝末节

如何判断宝宝得了肺炎

小儿肺炎没有明显的季节或年龄特征，可发生于儿童各个年龄阶段，一年四季均可发病。那么，如何判断宝宝患了肺炎呢？把握好以下四点就可以了。

发烧

肺炎患儿大多有发烧症状，体温多在38℃以上，持续2~3天时间，退烧药只能让体温暂时下降，不久后体温又上升，考虑有小儿肺炎的可能。因为感冒致发烧的体温多在38℃以下，持续时间短，退烧药的效果也较明显。

家长看过来： 发烧不是确定宝宝是否患了肺炎的核心标准，临床有的小儿肺炎可能不发烧，也有发烧仅2天就发展为肺炎，或者发烧1周并不是肺炎引起的，还需要结合其他方面来判断。

观察咳嗽和呼吸

感冒和支气管炎引起的咳、喘多呈阵发性，一般不会出现呼吸困难。而肺炎患儿则会出现较为严重的咳嗽或喘，安静状态时呼吸频率增快，病情严重的患儿常表现为憋气，双侧鼻翼一张一张的，口唇发紫。凡有这种表现的患儿，一般病情比较紧急，不能拖延，必须立即就医。

✿儿科医生说✿
如何判断宝宝是否呼吸增快

当宝宝处于安静状态时，如果0~2个月婴儿呼吸次数≥60次/分，2~12个月婴儿≥50次/分，1~5岁幼儿≥40次/分，即视为呼吸增快。家长可将棉絮放在宝宝鼻孔处数呼吸次数，然后再作出判断。

观察精神状态

若宝宝在发热、咳嗽、喘的同时，精神状态很好，不耽误玩和吃，就说明宝宝患肺炎的可能性很小。反之，宝宝的精神状态差，不吃东西，或一吃奶就哭闹不安，口唇青紫、烦躁、哭闹或昏睡等，特别是宝宝老睡觉，则说明病情较严重，患肺炎的可能性比较大。

听胸部声音

在宝宝安静或睡着时，脱去他的上衣，家长将耳朵轻轻地贴在宝宝脊柱两侧的胸壁，仔细倾听，在宝宝吸气时，是否能听到"咕噜儿""咕噜儿"的声音（医学术语称为细小水泡音），如果能听到，就说明宝宝肺部发炎了。同时，家长还要仔细观察，当宝宝吸气时，两侧肋骨边缘处是否有随呼吸起伏而出现内陷的情况，如果有，那就说明宝宝的肺炎已经比较严重了，需立即送医。

小儿肺炎的分类

肺炎的分类依据	肺炎种类
按病理分类	大叶性肺炎、小叶性肺炎（支气管肺炎）、间质性肺炎
按病因分类	细菌性肺炎、病毒性肺炎、支原体肺炎、衣原体肺炎、真菌性肺炎、吸入性肺炎、过敏性肺炎等
按病程分类	急性肺炎（病程＜1个月）、迁延性肺炎（病程1～3个月）和慢性肺炎（病程＞3个月）

小儿肺炎发烧的特点是什么

有点医学知识的家长，会从宝宝的症状简单分辨宝宝肺炎的大概分型。

（1）急性毛细支气管炎或支气管肺炎：体温一般在37.5～38.5℃，无明显增高。

（2）大叶性肺炎（也称肺炎双球菌肺炎）：体温在38～39℃，热程会受到使用抗生素影响。

（3）支原体肺炎：热性不定，发烧可持续1～2周。

（4）葡萄球菌肺炎：表现为高烧、寒战，如果合并其他症状则不但持续高烧而且热程长。

（5）腺病毒肺炎：发烧高达39℃以上，呈稽留热或弛张热，轻症一般7～10天退热，严重者发烧可持续2～3周。

☺ 聊聊家长来不及问或医生来不及说的那些事

小儿肺炎必须住院治疗吗

是否住院治疗要根据患儿的年龄和肺炎的严重程度而定，如果患儿很小或肺炎很严重，就需要住院治疗。

类别	症状表现	治疗方法
轻症肺炎	患儿主要有咳嗽、咳痰、发热等症状，但没有喘憋、呼吸困难等症状，而且发热经口服退热药可以降到正常，宝宝能正常玩耍、进食、饮水	可选择在家给患儿口服药物治疗，一般不用输液和住院治疗，但家长需要密切观察宝宝的病情变化
重症肺炎	持续高热，呼吸表浅、急促，颜面部及四肢末端明显发紫，精神萎靡，烦躁不安，嗜睡甚至昏迷、惊厥，食欲下降、呕吐、腹泻或便血等	立即住院进行输液治疗，并根据患儿情况使用呼吸设备辅助呼吸

小儿肺炎几天能好

每个宝宝的病情及体质不同，所以很难有一个明确的时间界定。一般来讲，小儿肺炎住院后，常规的治疗方法是静脉注射抗生素，直至小儿体温降至正常体温，局部或全身症状改善。故症状比较轻或体质比较好的患儿，一般7~10天可办理出院；如果属于严重肺炎的患儿，则住院时间会延长。无论是哪种程度的肺炎，出院后医生也会根据患儿的情况给予口服药物进行巩固治疗，一般3~5天。

小儿发烧越高是否说明肺炎越严重

无论是何种原因引起的高烧，都应该引起家长的特别关注。对于小儿肺炎来讲，如果体温超过39℃，医生会给予及时处置，防止患儿发生高烧惊厥。此外，医生还会密切关注高烧的肺炎患儿是否合并胸腔积液和肺囊肿。当然，也有少数肺炎患儿体温高但病情较轻的，或者部分抵抗力很弱的患儿，病情严重但体温反而低于正常。但是，只要是高烧，就要引起高度重视。

家长看过来：小儿肺炎一定要入院治疗，尤其是高烧患儿，住院治疗，医生才能及时调控温度，并及时发现一些肺炎并发症，防止病情的急性恶化发展。

引起小儿肺炎的常见细菌和病毒都有哪些

细菌性肺炎以肺炎双球菌感染为主，其他还有金黄色葡萄球菌、嗜肺军团菌、流感嗜血杆菌和肺炎克雷伯杆菌等。细菌入侵小儿肺部的方式主要是口咽部细菌吸入或带菌气溶胶吸入，尤其是前者，是小儿肺炎最常见的发病机制。

小儿病毒性肺炎多半是由于流行性感冒病毒所引起的肺部感染，常见的病毒有呼吸道合胞病毒、腺病毒、流感病毒、副流感病毒、鼻病毒、柯萨奇病毒等。呼吸道合胞病毒肺炎多见于3~6个月的婴儿，在小儿病毒性肺炎中发病率占首位，传染性强，患儿常有喘憋症状；腺病毒肺炎多见于6~24个月零的小儿；流感病毒肺炎多见于重症流感患儿等。

小儿肺炎是不是必须用抗生素

不一定。是否使用抗生素，要看宝宝的肺炎是由什么原因引起的，如果是细菌引起的肺炎，使用抗生素是必须的。如果是病毒性肺炎，目前还没有特别理想的抗病毒药物，抗菌药是无效的。

另外，儿科医生会根据实验室检查结果，根据不同的病原

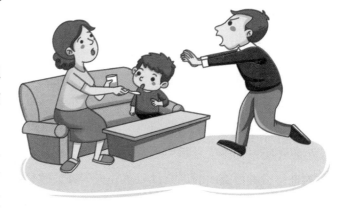

菌选择适合患儿的药物，并根据不同患儿的病情搭配不同的药物。例如，咳嗽时给予止咳化痰药物，发烧时给予退烧药，呼吸困难时及时吸氧等。

小儿肺炎发烧时为何手足发凉

有的家长反映，宝宝患肺炎发高烧时，额头和身上很烫，但小手和小脚却是冰凉的，这是为什么呢？针对这个问题，我们特意咨询了郭医生，郭医生说这种情况在临床上经常见到，是一种假冷真热现象，主要是由于发烧的时候，四肢末梢的血管收缩，血液循环减少，导致手足温度低，出现冰凉的感觉。当患儿用完退烧剂后，身体出汗，温度降低，逐渐恢复正常，手足也就不凉了。这种现象在3岁以下的婴幼儿中尤为多见，且多发生在高烧时，低烧时较少出现。

宝宝肺炎几个月都没有好，怎么回事

根据肺炎病程进行分类，可分为急性肺炎（病程＜1个月）、迁延性肺炎（病程1~3个月）和慢性肺炎（病程＞3个月）。大多数小儿肺炎都属于急性肺炎，导致迁延性肺炎和慢性肺炎的原因很多，常见的是急性肺炎治疗不彻底、恢复期不当的护理、特殊病原菌感染、患儿患有其他疾病等，都会导致肺炎的病程延长。这也就是建议肺炎患儿入院治疗的原因，医生会根据宝宝的情况进行科学合理的医治，病情复杂时还会邀请其他科室医生会诊，更全面地治疗患儿，帮助患儿早日康复。

宝宝反复肺炎首先要排除先天性的致病因素

通过多年的临床经历，郭医生发现，通常反复患肺炎的宝宝都有一定的特殊性，就是大多数的肺炎患儿都存在基础疾病，这其中最常见的就是呼吸系统先天性异常或畸形，如气管狭窄、支气管憩室、气管支气管软化症等。其次是先天性心脏病、哮喘、免疫缺陷病等。这些先天性疾病都可能引起宝宝呼吸困难，导致呼吸系统的反复感染。所以，如果宝宝经常患肺炎，就一定要带宝宝到医院进行详细检查，看看有没有这些先天性的致病因素。如果有，就赶紧治疗，不然对宝宝身体发育的危害会更大。

就医回家，家庭护理让宝宝尽快康复

未病先防，儿科医生告诉你怎样预防

小儿肺炎，常由受凉、疲劳、上呼吸道感染等诱发，故在预防上，也围绕这些因素来进行。

及时接种小儿肺炎疫苗

家长一定要按时带宝宝接种疫苗。流感嗜血杆菌疫苗（Hib）、百白破疫苗、麻风腮疫苗、流感疫苗、水痘疫苗和肺炎链球菌疫苗都有助于预防肺炎。如果宝宝错过了该接种的疫苗，一定要咨询医生该怎么补种。

保证小儿个人卫生和居室环境的卫生

让宝宝从小养成爱洗手的好习惯，并保证小儿居室环境的卫生，保障空气流通。如果家里的爸爸或其他家属有抽烟习惯，请他到室外抽烟。有研究发现，被动吸二手烟的宝宝，比其他宝宝更容易患上呼吸道感染、肺炎、哮喘等。

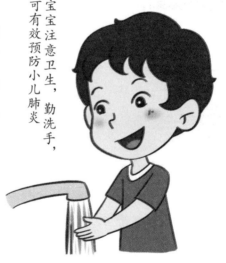

宝宝注意卫生，勤洗手，可有效预防小儿肺炎

注意隔离，避免交叉感染

冬、春季呼吸道疾病高发季节，少带宝宝到公共场所，尤其是不要让宝宝和已经患病的小儿进行玩耍、串门等，避免交叉感染。如果家人患了呼吸道疾病，也要注意隔离，尽可能少地接触年幼的宝宝，必须接触时要戴上口罩，切忌生病期间亲吻宝宝。

家长看过来：家长要尽量避免亲吻宝宝的嘴和小手，尤其是家长患上呼吸道感染、有口腔疾病或皮肤疱疹、化浓妆时，而且有些病毒有潜伏期，成人无症状时也可能已经携带了病毒，所以尽量不要用亲吻的方式传递给宝宝错误的爱，尤其是婴幼儿或抵抗力差的宝宝。

加强营养

如果发现宝宝有枕秃、睡觉易惊醒、面色苍白等类似缺钙、贫血等症状，及时补钙补血，避免宝宝因为营养不良而致病。

关注气温变化，多运动

早晚温差较大的季节，及时增减衣服，避免忽冷忽热的穿着让宝宝外感风寒或风热。阳光充足的白日，让宝宝多晒太阳，锻炼身体，增强体质。

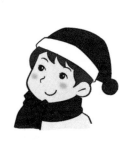

注意保暖，防止宝宝抵抗力降低

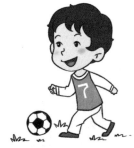

让宝宝适当运动，增强体质

儿科医生医学常识小点播，宝宝生病不用慌

小儿肺炎的对症食疗方

如果患儿发烧，怕冷，咳白稀痰，舌淡不爱喝水，属于中医上的风寒闭肺型肺炎，试试杏仁粥。

◎杏仁粥

配方：杏仁10克，大米50克。

做法：先将杏仁加水煮15分钟，去渣留汁加大米煮粥食用。

功效：镇咳平喘，宣肺化痰。

如果患儿发烧，咳嗽，痰黄稠，舌红尿黄，总是口渴，属于风热闭肺型肺炎，杏梨糖效果好。

◎杏梨糖

配方：梨1个，杏仁10克，冰糖少许。

做法：梨洗净，自靠近蒂部2厘米处横切一刀，切下部分留作盖用，挖出梨核；甜杏仁去皮砸碎，连冰糖一起装入梨肚中，加盖梨盖，口朝上放入碗中，隔水蒸熟。

用法：每晚1剂，温热服之，连服3天，见效后再连服2天。

功效：清热止咳，用于风热闭肺型肺炎、小儿外感风热等症。

小儿肺炎恢复期，穴位贴敷促康复

在小儿肺炎的恢复期，肺部的湿啰音不容易吸收，肺部片影也很难消散，需要继续调治。而肺炎水泡音密集处通常是以肩胛下角和脊柱两旁最为多见，此处正是人体气管、支气管和肺所在部位。所以，刘主任通常建议患儿家长采用穴位贴敷疗法来配合内服药治疗，可使药物直达病所，促进组织中炎性分泌物的吸收、肺部啰音的消失，比单纯地内服用药疗效更好。

下面的几个方子是刘主任在临床上常用的，效果很好，所需中药材在药店都能买到，我们整理出来，家长们不妨试一试。

◎敷胸散

配方：大黄、大蒜泥各20克，玄明粉5克。

做法：将大黄打成粉，与大蒜泥、玄明粉一起加水调成糊状，平摊于纱布上，将制作好的药膏贴敷在胸部病变部位，用胶布固定备用。

用法：1～3岁患儿敷10分钟，4～7岁患儿敷15分钟，8岁以上患儿敷20分钟，每日1次，连用7日。

功效：清火解毒，消炎化瘀，可用于体内有实火的患儿。

◎白芥子散

配方：白芥子、白附子、白胡椒、细辛、延胡索各100克。

做法：上药共研细末，装瓶备用，每次取适量药末，用姜汁、醋调成钱币大小的药团，贴敷于肺俞或阿是穴（啰音密集区），用活血止痛膏固定。

用法：婴儿3～5小时，幼儿6～8小时，每日1次。

功效：利气豁痰，温中散寒，通络止痛，主要用于肺炎啰音、吸收不良的患儿。

肺俞穴取穴：肺俞穴位于第三胸椎棘突下旁开1.5寸处。取穴时，先按上面的方法找到大椎穴，然后向下数到第三个隆起的骨性突起，便找到了第三胸椎棘突，下旁两横指处，左右各有一穴，便是肺俞穴。

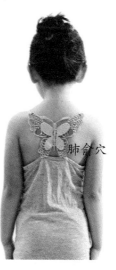
肺俞穴

妈妈这样做，宝宝好得快

护理重点	妈妈这样做
积极降温	·密切监测宝宝的体温，如果患儿高烧，要及时采取降温措施，可先用物理降温法，如头部冷敷、温水擦身或温水浴等；如果用物理降温法2~3小时后不见效，则需给孩子口服退热药来降温，防止宝宝出现高热惊厥
保持呼吸道通畅	·小儿居室空气宜新鲜、流通，同时及时清洗小儿鼻腔分泌物，保持呼吸通畅 ·小儿睡着后，妈妈可以给宝宝勤翻身，多拍身，多拍背，以利痰液排出，减少肺部淤血 ·喂水进食时应将婴儿上身抬高，以避免呛入气道
注意消毒	·小儿餐具消毒：放入锅中蒸煮15~30分钟。消毒时间应从水沸后开始计算，煮沸时要注意所有器物须完全浸泡在水中。如果您处于高原地区，因大气压力较低，则要延长蒸煮时间 ·患儿用具物消毒：体温表可用75%酒精浸泡30分钟消毒。婴儿玩具蒸煮15~30分钟。此外，小儿用过的擦嘴纸、便纸等，要及时丢弃到室外的垃圾桶，或者采用焚烧消毒法 ·家具消毒：除了保证居室的清洁卫生，及时用84消毒液拖地外，家庭中的门窗及大件家具，也最好使用消毒剂进行擦拭消毒 ·衣被消毒：通常使用温水或清水机械地进行清洗，必要时加上婴儿洗涤消毒液，以加强消毒效果
调整饮食	·要保证患儿水分的摄入，饮食应以流食为主，如牛奶、米汤、蔬果汁、蛋花汤等；体温降下来，胃口好转后，可吃半流质食物，如稀饭、烂面条、蛋羹、鱼肉末、碎菜等
合理用药	·严格遵守医嘱，合理服用相关药物
密切关注病情	·关注宝宝病情变化，对重症患儿应注意观察呼吸、心率，预防各种并发症

疱疹性咽峡炎致发烧

疱疹性咽峡炎是导致发烧的原因之一，它也属于急性上呼吸道感染的一种类型，多见于1~7岁的小儿。发病时，患儿会急性发高烧，同时有明显的咽部疼痛，检查可见患儿咽峡部黏膜小疱疹和浅表溃疡。大些的宝宝会说嘴疼或不想吃饭，小宝宝则表现为不吃奶、哭闹、流口水等。

 ## 就医前的准备功课

 ### ♥ 医院选择等级
社区门诊、各级综合性医院或儿童专科医院均可

♥ 挂号科室
综合性医院：挂儿科
儿童专科医院：挂耳鼻咽喉科

检查项目

1.问诊、查体
医生会检查宝宝的嗓子，可见咽部充血，有数个或十数个灰白色的小疱疹，再结合问诊，基本即可确诊。

2.血常规检查
实验室检查白细胞计数和分类大多正常。如果白细胞总数增多，中性粒细胞比例升高，C反应蛋白明显高于正常，应考虑合并细菌感染。

3.病理检查
取咽部疱液或粪便进行病毒分离，或是血清学检查明显病原，以助确诊，但这两项并不常用。

关于检查的问答

问 做病毒分离是从宝宝疼痛的咽部取疱液进行病毒分离，宝宝非常疼和害怕，可以不做吗？

答 从损害处分离病毒有助于对疱疹性咽峡炎做出诊断，但并不推荐常规采用。因为疱疹性咽峡炎很好诊断，有经验的儿科医生一般通过查体和问诊就可以诊断了。

就医时的细枝末节

宝宝为什么容易得疱疹性咽峡炎

疱疹性咽峡炎其实属于上呼吸道急性感染的一种。在呼吸道的表面，有一种带有无数纤毛的细胞，这些细胞好像一把大扫除的刷子一样，不断将吸入并黏附在呼吸道上的粉尘、病菌等小颗粒向外清扫，扫到喉咙外咳出。但小儿呼吸道上的这种纤毛活动很微弱，也就是屏障功能不足，如婴幼儿几乎没有鼻毛，阻挡不住空气中的粗糙异物。而且呼吸道黏膜柔嫩，容易受到各种刺激（寒冷、刺激性气体等）而发生充血、肿胀甚至炎症反应。

疱疹性咽峡炎通过什么进行传播

疱疹性咽峡炎属于肠道病毒感染，常见于夏秋季节，以粪-口或呼吸道为主要传播途径，也可通过飞沫及呼吸道分泌物传播，传染性很强，传播快，故幼儿园有一个宝宝患病，同班的其他小朋友也很容易被传染。而且同一患儿可反复多次发生本病，系不同型病毒引起，家长一定要重视。

疱疹性咽峡炎多久可以痊愈

疱疹性咽峡炎起病急骤，一旦发作，在扁桃体前部、软腭、悬雍垂等部位，就会出现灰白色疱疹，随后宝宝会出现高烧、咽痛、头痛、厌食、呕吐等症状。一般1~2天后，疱疹会溃破形成小溃疡，这就是最难受的"溃疡期"，此时会说话的宝宝会一直说嗓子疼，不会说话的小婴儿哭闹、拒奶，这个时期一般是2~4天。全身症状一般在4~6天自愈，重者可至2周。

聊聊家长来不及问或医生来不及说的那些事

怎么辨别疱疹性咽峡炎、手口足病和急性淋巴结炎

疾病	病原体	特点	持续时间	危害
疱疹性咽峡炎（又称水疱性咽炎）	A群柯萨奇病毒2、3、4、5、6、10及22型	发病急、发烧、咽喉痛，先出现灰白色丘疹水泡，再形成较大的表浅溃疡	一般为4~6天	无死亡报告，5%病例中出现高热惊厥
手足口病（又称发疹性水泡性口炎）	主要是A群柯萨奇病毒16型，4、5、9、10型则较少见	口腔损害更弥散，可出现在口腔颊面、齿龈及舌边缘，手掌、足底或肛周出现斑丘疹损害	丘疹水泡侵害可持续7~10天	一般为自限性，但在婴儿中也有极少的病例发生死亡
急性淋巴结炎	金黄色葡萄球菌和溶血性链球菌，或A群柯萨奇病毒10型	扁桃体前腭及咽后部出现结实隆起、黄白色小结，周围有小红斑，但无疹子；局部淋巴结肿大，疼痛和压痛，严重时常有发烧、畏寒、头痛等全身症状	5天左右	免疫力下降

就医回家，家庭护理让宝宝尽快康复

未病先防，儿科医生告诉你怎样预防

（1）预防疱疹性咽峡炎，最重要的措施是勤洗手，让宝宝从小养成勤洗手的好习惯。

（2）保证室内通风，少带宝宝去人多、空气不流通的公共场所。

（3）注意隔离。如果幼儿园出现几例疱疹性咽峡炎患儿，让宝宝暂停几天再上学，以免交叉感染。

儿科医生医学常识小点播，宝宝生病不用慌

疱疹性咽峡炎勿过分担心

宝宝患了疱疹性咽峡炎，家长不用过分担心，因为它属于自限性疾病，一周左右就可痊愈，家长只需要遵医嘱对症处理即可。

缓解病情的食疗方

◎宝宝嗓子疼不想吞咽，可选清淡半流食

疱疹性咽峡炎患儿最难受的就是嗓子疼，什么东西都不想吞咽，所以是考验妈妈耐心和厨艺的时候了。如果是小月龄的宝宝，米汤、各种蛋羹是首选；如果宝宝上幼儿园了，可以做各种烂面条，这里为大家推荐的是蛋黄小白菜烂面条，不仅营养丰富，而且龙须面口感细腻好吞咽，特别适合嗓子疼的宝宝。小白菜的营养价值高，富含维生素C、维生素E等，有清热除烦、通利畅胃的功效，再配上蛋黄液，绝对是一道健康营养又美味的营养餐。

蛋黄小白菜烂面条

原料：龙须面1小把，小白菜2～3片，鸡蛋1个，儿童酱油、香油适量。

做法：小白菜洗净，切丝，入开水锅中氽烫1～2分钟；鸡蛋去蛋清只留蛋黄，在小碗内打散成蛋黄液；锅内烧水，烧开后放入龙须面，重新煮开后转小火，同时加入白菜丝；大约3分钟后，浇上蛋黄液；加入适量儿童酱油和香油即可。

◎炎热的夏季，试试果汁或冷饮

给疱疹性咽峡炎患儿做饭，蔬菜都煮的很烂，维生素被严重破坏，所以每

日的新鲜果蔬汁是不能少的，可以试试猕猴桃汁，清热利尿，增进食欲。虽然说不主张宝宝吃冷饮，但如果是炎热的夏季，宝宝嗓子疼得难受，果汁稍微凉一点，宝宝更爱喝，而且还有冰凉镇痛的功效，家长不妨每天让宝宝少量地服用一些。

猕猴桃汁

原料：猕猴桃200克。

做法：将猕猴桃去皮，切块，捣烂，然后倒入1杯晾凉的白开水中，搅拌均匀即可饮用。

◎ **清热祛火的绿豆水冲蛋花**

绿豆蛋花汤也是比较适合疱疹性咽峡炎患儿服用，但绿豆切忌煮的时间过长，水开后再煮5分钟即可关火，此时的绿豆汤清热祛火功效最好。

绿豆蛋花汤

原料：绿豆1小把，鸡蛋1个，白糖适量。

做法：鸡蛋磕入碗中，打散；绿豆洗净后放入清水中浸泡10分钟，然后放入冷水锅内煮，开锅后再煮5分钟，汤色变绿即关火；将滚烫的绿豆汤冲入蛋液碗中，加入适量白糖稍微搅拌一下即可。

用法：早晚各饮一次。

妈妈这样做，宝宝好得快

护理重点	妈妈这样做
积极退烧	·高烧是疱疹性咽峡炎的主要症状之一，如果宝宝出现高烧，妈妈可以根据我们前面讲过的物理降温和药物降温的方式，来对宝宝进行积极降温，避免宝宝出现高热惊厥
缓解不适	·当小宝宝嘴巴疼痛哭闹时，可以用冰硼散等吹播咽部，或用10%的硝酸银涂于溃疡上，以减轻咽痛症状 ·如果宝宝稍大些，可以让宝宝用淡盐水漱口，或用咽喉灵丹 ·抗生素对病毒性咽炎无效，但如有发烧，可遵医嘱给予抗菌药物治疗，以便控制继发性细菌感染

胃肠炎脱水致发烧

宝宝患了胃肠炎，极容易脱水而导致发烧，这种发烧通常是以四肢掌心热为主，不像感冒的四肢发冷的发烧症状，同时伴有呕吐、腹泻，上腹部和脐周有轻压痛，无反跳痛和肠鸣亢进。

家长看过来： 反跳痛是一种临床体征，在体格检查时用3～4个手指并拢向深腹部压迫，然后突然脱离检查部位，患儿感到一种抽痛感，称为反跳痛，胃肠炎患儿没有反跳痛。

就医前的准备功课

 医院选择等级

轻度的胃肠炎无需就医，较严重的患儿可去社区门诊、各级综合性医院或儿童专科医院。

挂号科室

综合性医院：挂儿科

儿童专科医院：小儿消化科或小儿胃肠科

检查项目

1.查体

上腹部压痛，肠鸣音增强。

2.血常规检查

合并细菌感染时，白细胞总数及中性粒细胞计数可增高。

3.便常规检查

如果大便中有大量红白细胞，说明有炎症。

4.轮状病毒检查

如果宝宝出现腹痛腹泻，需检查轮状病毒。如果是阴性表示正常，如果是阳性或弱阳性属于感染，需要抗病毒治疗。

家长看过来：一般胃肠炎患儿的实验室检查是便常规和血白细胞计数是否正常。如果症状严重可持续，可进行大便标本细菌性培养，轮状病毒、呕吐物等检测，怀疑严重脱水的患儿还应注意监测电解质和肾功能。

关于检查的问答

问 便常规检查需要注意什么?

答 便常规需要化验大便，注意采集大便时要用盆或干净的塑料袋，以方便化验，不可以用尿布或尿不湿上的大便标本，以防污染。大便留取后，最好1小时内带到医院。

问 胃肠炎一定是宝宝胃和肠道出了问题，但胃肠在人体的什么部位? 医生能大概科普一下胃肠道在人体的位置吗?

答 我们看着图片来给大家简单介绍一下消化系统的概观。

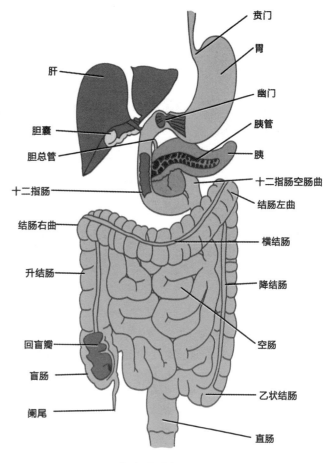

消化系统概观

从人体消化系统概观图，我们可以看到胃位于腹腔的左上部，上部通过贲门（即入口）与食管相连，下部通过幽门（即出口）与十二指肠相接。胃前壁右侧与肝左叶靠近，胃后壁与胰管、胰等相邻。

肠有大肠、小肠之分，小肠又分十二指肠、空肠和回肠，大肠又分盲肠、结肠、直肠和肛管四部分。十二指肠长约25厘米，呈"C"形包绕胰头，上连胃

63

的幽门，下接空肠；空肠和回肠全部为腹膜包被，两者之间没有明显界线，空肠上端起自十二指肠空肠曲，下端接盲肠。

盲肠位于右髂窝内，是大肠的起始部，左接回肠，向上与升结肠相续；回肠末端开口于盲肠，开口处称为回盲瓣；结肠围绕在小肠周围，始于盲肠，终于直肠；直肠长约16厘米，位于盆腔内，前方接乙状结肠，沿骶骨前面下行穿过盆膈，移行于肛管；肛管是盆膈以下的消化管，长约4.5厘米，上连直肠，末端终于肛门。

 胃肠的主要功能是消化吗？胃肠炎是不是就是消化系统出问题了？

 正确！下面我们一起来了解一下胃肠的主要生理功能。

现代医学认为，胃是人体消化道最膨大的一个器官，具有接受、贮存、分泌、消化食物等功能。小肠主要负责食物的消化和吸收，营养物质的消化产物以及水、无机盐和维生素等主要被小肠所吸收；大肠没有重要的消化过程，主要吸收水分和暂时贮存消化后的食物残渣。

家长看过来： 胃是一个伸缩性很强的器官，当食物进入胃部时，胃壁会随之扩展，以适应容纳食物的需要，只有当胃内容量增加至1500毫升以上时，胃腔内的压力和胃壁的张力才会轻度增加。有些小宝宝吃得很多但不觉得"撑"就是胃的伸缩性很强的表现。但为了保护胃壁正常的张力，家长需要科学控制宝宝的食量。

 胃肠炎发生前期，宝宝有什么症状吗？

 胃肠炎在形成之前或明确诊断之前，宝宝通常会出现一些不适或典型症状。现在我们就来了解一些胃肠炎早期信号性临床症状。

嗳气和呃逆

嗳气和呃逆是不一样的，嗳气是"嗝~嗝~嗝~"，声音沉闷而悠长，间隔时间也较长，是气从胃中上逆；呃逆即打嗝，发出"呃~呃~呃~"尖锐而基础的声音，气从喉咙里发出，小儿通常伴有不自主的耸肩或躯干震动的表征。但无论嗳气还是呃逆，都是各种消化道疾病早期最典型的常见症状。

腹泻

腹泻的宝宝十有八九是吃坏了东西或着凉了，究其根源，还是饮食或气候影响到胃肠出现了异常。

腹胀腹痛

如果宝宝腹胀，多是胃肠道中积气了，常伴有嗳气、放屁、恶心等症状；腹痛的病因较多，表现也复杂，其中急性胃肠炎的表现是急性腹痛、上腹部压痛、肠鸣音明显。

恶心和呕吐

小儿胃肠消化系统出现问题，胃气上逆，自然就会恶心，甚至呕吐。

准备就医，什么情况需要及时就医

轻度胃肠炎一般无需治疗，宝宝吐出来烧退了，就会很快快痊愈。当然，如果小儿胃肠炎出现呕吐超过3天，腹泻超过7天，胃肠炎引起发烧超过2天，呕吐物呈绿色或肚子疼得非常厉害，就一定要及时去医院检查。如果宝宝出现便血，说明可能是细菌感染，需要马上就医。

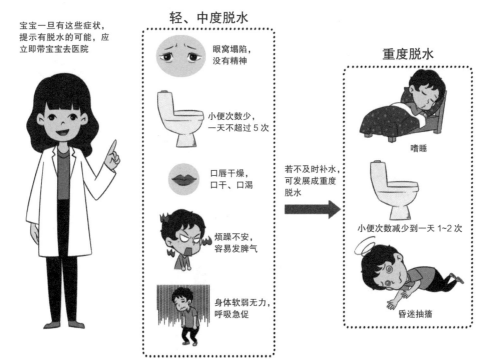

宝宝一旦有这些症状，提示有脱水的可能，应立即带宝宝去医院

轻、中度脱水

眼窝塌陷，没有精神

小便次数少，一天不超过 5 次

口唇干燥，口干、口渴

烦躁不安，容易发脾气

身体软弱无力，呼吸急促

若不及时补水，可发展成重度脱水

重度脱水

嗜睡

小便次数减少到一天 1~2 次

昏迷抽搐

就医时的细枝末节

胃肠炎患儿就诊时，家长需要注意什么

胃肠炎患儿因呕吐、腹泻容易失水过多，所以就诊前家长最好带上水杯，如果带上淡糖盐水就更好了，可以及时给宝宝补充水和电解质。如果家长忘记带水杯，及时去导诊台或咨询台询问有无一次性纸杯和开水间，一般医院都设有公共开水间。

胃肠炎导致发烧时需要吃退烧药吗

一般情况下，宝宝因为胃肠炎致发低烧时不建议服用退烧药。这是因为胃肠炎最典型的症状就是呕吐，吃退烧药（如布洛芬）可能刺激宝宝的胃，所以当宝宝还只处于恶心症状的时候最好不要随便喂他吃药。

宝宝得了胃肠炎，是不是吃食母生、乳酶生就行了

不一定，这要看宝宝的胃肠炎是由什么原因引起的。如果是消化不良引起的胃肠炎，适当调整饮食并服用乳酶生、多酶片等助消化药是可以的，有助消化和止泻的作用。

如果胃肠炎是细菌、病毒或某些疾病引起的，就需要请教医生，遵医嘱用药和治疗。

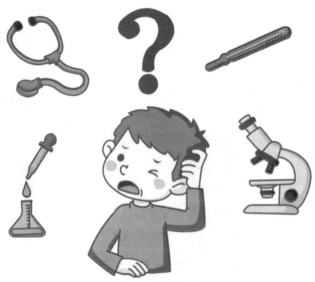

☺ 聊聊家长来不及问或医生来不及说的那些事

宝宝为什么容易得胃肠炎

宝宝容易得胃肠炎和他们的生理特点以及喂养方式、气候变化有关。大体来讲，引起宝宝胃肠炎的原因主要有以下几方面。

（1）母乳喂养不当：突然断奶，或乳母突然改变食物，或让宝宝过早、过多吃淀粉类、脂肪类食物等，都能引起宝宝拉肚子。

（2）宝宝自身饮食不当：宝宝脾胃功能较弱，如果忽然吃过冷、过热或过粗糙的食物，容易刺激和磨损胃肠道黏膜，导致肠蠕动增加，或使胃酸及消化酶减少分泌，诱发急性胃肠炎。

（3）病毒或细菌感染：宝宝饮食不洁，造成细菌或病毒感染，特别是致病性大肠杆菌是主要的致病菌。还有如果宝宝有病，家长大量不合理地使用抗生素，也会造成真菌对胃肠的侵犯。

（4）其他疾病：上呼吸道炎症、肺炎、肾炎、中耳炎等胃肠道以外的疾病，可以由于发烧和细菌毒素的吸收而使消化酶分泌减少，肠蠕动增加，而引发胃肠炎。

宝宝得了胃肠炎，要注意哪些细节

（1）饮食上以清淡为主，少量多餐。

（2）如果宝宝呕吐，间隔2小时再喂水，不吐再喂流食，逐渐由稀到稠。

（3）如果宝宝腹泻，先吃干的，后吃稀的，少量多次，不能不吃。只要宝宝肯吃，不吐的时候就给吃的，每次少量给食，以免增加胃肠负担。

医生给开的止吐药特别管用，能不能多开些备用

止吐药胃复安片，具有强大的中枢性镇吐作用，但婴幼儿一定要慎用，即便有医生开具也是很小剂量。因为它有一定的毒副作用，有部分患儿可能会出现锥体外系反应，即患儿有意识，但机体不由自主地肌肉震颤、流口水、强迫性张口、伸舌等。

就医回家，家庭护理让宝宝尽快康复

未病先防，儿科医生告诉你怎样预防

注意饮食卫生

注意饮食卫生，不吃不洁净的食物，尤其是夏季，不吃隔夜饭，不吃清洗不彻底的瓜果。隔夜饭很容易发生腐烂变质，许多瓜果的表皮都带有细菌、虫卵和化学农药。所以家长在给宝宝吃瓜果之前，一定要用清水反复清洗干净，能削皮的一定削皮后再给宝宝吃。小儿胃肠炎，大多是夏季吃不洁食物或冷饮引起的。

家长看过来：不用太纠结果皮的营养比果肉多的问题，补充营养素的食物很多，让宝宝多吃几个品种的新鲜果肉就可以轻松弥补过来。

饮食清淡，避免吃刺激性食物

宝宝的肠胃很娇嫩，怕刺激，所以饮食上一定要清淡易消化，尽量避免刺激性的食物，如辣椒、浓茶等。

卫生习惯很重要

对宝宝进行个人卫生教育，指导其勤洗手，培养良好卫生习惯。

居室卫生

注意家庭卫生，装纱窗、扑灭苍蝇、蟑螂，保持环境清洁。

儿科医生医学常识小点播，宝宝生病不用慌

胃肠炎患儿要防脱水

大多数胃肠炎是可以自行缓解的，但宝宝发烧、呕吐、腹泻都会消耗身体里大量的水分，所以，防脱水是治疗胃肠炎的关键。防脱水最有效的方法就是给宝宝使用口服补液盐。口服补液盐是世界卫生组织推荐的治疗急性腹泻脱水的药物，在医院和药房都能买到。家长要根据宝宝的脱水程度进行补液。

（1）轻度脱水补液量按每日30～50毫升/千克体重，中、重度脱水补液量按

每日80～110毫升/千克体重，服用时按照说明书用温开水溶解，每隔几分钟喝一口，于4～6小时内服完。

（2）如果患儿没有脱水，或者经过补液脱水已纠正、但宝宝仍有腹泻，则按照"拉多少补多少"的原则补液，此时口服补液盐的浓度可较之前稍淡些。

（3）腹泻停止，应立即停服，以防止出现高钠血症。

✿儿科医生说✿　家中没有标准的"口服补液盐"怎么办

如果宝宝患了急性胃肠炎，而家里又没有口服补液盐，家长也不用着急，这里给家长们推荐两种家庭常用的自制补液方法，效果也很好。第一种是取米汤500毫升，细盐1.75克（约半啤酒瓶盖），搅匀即可；第二种是用白开水500毫升，细盐1.75克（约半啤酒瓶盖），白糖10克（约2小汤勺），搅匀即可。这两种补液方法，按宝宝每千克体重20～40毫升，4小时内服完，以后随时口服，能喝多少给多少。

怎么从大便看出宝宝胃肠炎有无缓解

当宝宝的大便重新变成淡黄色，不再是水状大便，就说明宝宝不再脱水了，是慢慢痊愈的表现。可以给宝宝逐渐喂食一些温软的青菜粥、肉汤等。一般2～3天后，宝宝就恢复正常了。

止吐、止泻药物知多少

胃肠炎最难受的是吃啥吐啥，宝宝无法进食，营养跟不上怎么和病菌做斗争呢？止吐药就很重要了。止吐药一般都具有一定的不良反应，所以医生建议只有在呕吐反应严重时才服用，一旦宝宝不再呕吐，应立即停止治疗。一般医生会开具胃复安与华山参片，或者使用溴米那普鲁卡因注射液。

止泻药物也比较少用，除了助消化的酵母片，有的医生会开具颠茄片。

胃肠炎需要用抗生素吗

抗生素不常用于肠胃炎，但如果症状特别严重或在找到了易感细菌、怀疑某细菌感染的情况下是建议使用的。世界卫生组织（WHO）建议对同时有便血和发烧的患儿才使用抗生素。

妈妈这样做，宝宝好得快

护理重点	妈妈这样做
注意消毒	·胃肠炎可以通过消化道传播，所以患儿的餐具要专人专用，并注意及时清洁消毒 ·患儿的排泄物也要及时处理，被排泄物污染的衣物要及时清洗消毒
调节饮食	·母乳喂养的宝宝：腹泻时不要停止喂奶，可以适当减少喂奶量，缩短喂奶时间，并延长喂奶间隔。但乳母的饮食需要注意以清淡为主，宜吃脂肪少的饮食，同时在喂奶之前多喝水，以稀释乳汁，有利于宝宝消化 ·配方奶粉喂养或混合喂养的宝宝：腹泻较严重时暂停喂奶粉，可以用米汤、胡萝卜汤、蒸苹果泥代替。米汤代替奶粉成主食，富含B族维生素且容易消化；胡萝卜含脂肪少，含有果酸和维生素，利于大便成形；苹果绝对是"健康卫士"，苹果中的维生素非常全面，生吃可以补充维生素和预防便秘，蒸熟后的果胶不仅脂肪含量低，而且还有收敛止泻的效果 ·较大的宝宝：如果呕吐、腹泻严重，应禁食2小时，等症状减轻后，再给予米汤、山药粥、烂面条等半流质食物，并让宝宝吃一些清淡、易消化的食物，如面包、粗粮饼干等。如果宝宝出现尿少、口渴、唇干等问题，要及时补液
谨慎选择药物	·小儿胃肠炎的病因不同，治疗也不相同，除了医生开具的对症药，家长不要给宝宝加服任何药物 ·细菌性肠胃炎好发于夏季，需要抗生素药物治疗 ·病毒性肠胃炎好发于秋冬季节，多是婴幼儿（或乳母）吃了生冷腐馊的食物所致
注意卫生	注意小屁屁的卫生，尤其是婴幼儿腹泻严重时，妈妈一定要及时给宝宝清洗屁屁： ·给宝宝清洗臀部时要用温水，避免使用肥皂 ·洗完后及时涂抹护臀膏、紫草油等，防止因臀部清洗不及时或反复清洗而产生"红屁股" ·如果局部皮肤破溃，可涂上氧化锌油，帮助吸收和促进上皮生长

尿路感染致发烧

尿路感染是导致宝宝发烧的一个常见原因，对大部分宝宝来说，不明原因的发烧可能是尿路感染唯一的症状。其实，宝宝尿路感染也有尿频、尿急、尿痛等症状，只不过小宝宝不会用语言表达出来，这让很多家长误认为宝宝只是感冒，而延误了治疗。

就医前的准备功课

♥ 医院选择等级
社区门诊、各级综合性医院或儿童专科医院均可

♥ 挂号科室
综合性医院：挂儿科
儿童专科医院：小儿泌尿外科

检查项目

1.问诊及查体

医生会询问宝宝的症状，如发热情况，是否有尿频、尿痛症状，尿液的颜色、气味及是否浑浊等，同时检查女宝宝是否有外阴炎、男宝宝是否有包茎合并感染等情况，由此进行初步判断。

2.血液检查

急性肾盂肾炎常有血白细胞总数和中性粒细胞比例明显增高、红细胞沉降率（血沉）增快、C反应蛋白 > 20mg/L。膀胱炎时上述实验指标多正常。

3.尿液检查

如果仅根据症状不能确定宝宝是否患了尿路感染，医生会要求宝宝做尿液检查。

尿常规：清洁中段尿离心镜检，白细胞≥5个/HP提示尿路感染，尿路炎症

严重者，可有短暂明显的蛋白尿；有的患儿可表现为脓尿、血尿或终末血尿。

尿细菌学检查：分为尿细菌培养加药物敏感试验，其中尿细菌培养不但可以确定是否有尿路感染，还可以确定是哪种细菌感染，若每毫升清洁中段尿细菌定量培养菌落计数≥10^5，则为有诊断意义的细菌尿。通过药物敏感试验结果，可以确定用哪种抗生素对抗这种致病菌，以此来指导医生更合理和准确地进行抗菌治疗。

4.尿路X线检查

对反复发生尿路感染的患儿，医生会建议做尿路X线检查，包括腹部X线平片、静脉肾盂造影、排泄性膀胱造影等，通过这些检查，医生可以了解尿路情况，及时发现引起尿路感染反复发作的病因，如结石、梗阻、反流、畸形等。

关于检查的问答

做尿液检查时需要注意什么？

需要注意的有以下几点。

（1）做尿液检查前不能服用抗生素药物，以免影响检测结果。

（2）排尿前，不要给宝宝多喝水。

（3）因为尿细菌培养的结果会受前尿道和尿道周围杂菌污染的影响，所以留尿过程中要注意卫生，先给孩子清洗一下尿道周围，以免尿液污染，并留取中段尿。

（4）留做细菌培养的尿如果不能及时送验，应暂放4℃冰箱内冷藏，否则会影响结果。

小宝宝如何留尿？

小宝宝还不能自主排尿，留取尿液比较困难，针对这种情况，医生会建议给宝宝贴尿袋或插导尿管来留取尿液。

准备就医，什么情况需要及时就医

当宝宝出现以下情况时，家长需带宝宝及时就医。

（1）宝宝总是抗拒排尿，排尿时有哭闹的表现。

（2）宝宝的尿液浑浊，有腐败臭味，尿液颜色为红色或粉红色。

（3）宝宝的会阴常会出现尿布疹，尿布有臭味。

☺ 就医时的细枝末节

宝宝尿路感染有哪些症状

尿路感染的症状随患儿年龄不同存在较大的差异，例如，小宝宝尿路感染的临床症状不典型，可仅表现为发烧、食欲下降、烦躁、哭闹、呕吐、体重不增长、尿液浑浊等；3个月以下小婴儿症状更加缺乏特异性，可只表现为发烧、嗜睡、喂养困难、黄疸等。一般宝宝年龄越小，全身中毒症状越明显，但局部典型症状却很轻或没有。

大点的宝宝除上述症状外，还会出现典型的泌尿道刺激症状，如尿频（小便次数明显增多，不停去厕所）、尿急（排尿很急，迫不急待，但每次只尿一点）、尿痛（排尿时感觉疼痛，会害怕排尿，甚至哭闹）、尿液异常（脓血尿、血尿、尿液浑浊或有臭味）、下腹部及腰部疼痛等。

如何早期发现宝宝有尿路感染

虽然小宝宝尿路感染的症状缺乏特异性，也不会用语言表达，但是，如果家长仔细观察宝宝，还是可以发现一些异常表现，以便早发现、早治疗。

（1）宝宝不明原因地发热、不吃奶、总是哭闹、烦躁不安，又没有其他特殊症状，有可能是尿道内不适、疼痛的表现。

（2）宝宝的会阴部经常有尿布疹，而且尿布有臭味，有可能是尿路感染的征兆。

（3）用布尿布的宝宝，需要不断更换尿布，但每次排尿量却不多，有可能是尿路感染导致的尿频、尿急。

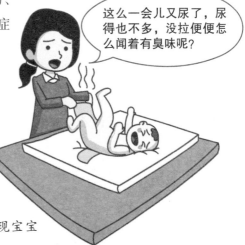

这么一会儿又尿了，尿得也不多，没拉便便怎么闻着有臭味呢？

如果家长仔细观察，就能发现宝宝尿路感染的蛛丝马迹

😊 聊聊家长来不及问或医生来不及说的那些事

宝宝尿路感染是怎么发生的

尿路感染，又称泌尿道感染，它是由细菌感染泌尿道（包括肾、输尿管、膀胱和尿道）引起的炎症反应，分为上尿路感染（肾盂肾炎）和下尿路感染（膀胱炎、尿道炎）。在细菌感染中，革兰阴性杆菌为尿路感染最常见的致病菌，其中以大肠埃希菌最为常见，约占全部尿路感染的85%。

那么，细菌是如何感染宝宝的泌尿系统的呢？对宝宝来说，尿路感染主要有两个途径。

上行感染

上行感染是引起宝宝尿路感染最常见的途径，约占尿路感染的95%。正常情况下，宝宝尿道里会有少许细菌存在，当机体抵抗力下降或尿道黏膜损伤时细菌可入侵或沿尿道上行，当细菌上行进入宝宝尿道和膀胱时，就会引起尿道炎和膀胱炎；如果不及时治疗，膀胱内的细菌会经输尿管再上行至肾，引起肾盂肾炎。

家长看过来：对女宝宝来说，排便后，如果从后向前擦拭，就有可能将细菌从肛门处带到尿道引起感染，而且女宝宝尿道短，上行感染机会比男宝宝多，更容易患尿路感染。

血行感染

血行感染以新生儿多见。当败血症或其他病灶引起的菌血症时，细菌经血流进入肾皮质和肾盂，引起尿路感染。

为什么宝宝容易得尿路感染

与成人相比，宝宝更容易得尿路感染，尤其是2岁以下的宝宝发病率最高，这是为什么呢？这与宝宝自身的生理特点密切相关。

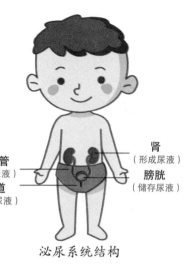

输尿管
（输送尿液）

尿道
（排出尿液）

肾
（形成尿液）

膀胱
（储存尿液）

泌尿系统结构

（1）小宝宝不能自主排便，要用尿布或纸尿裤，尿道口很容易受到粪便污染，加之小宝宝尿路免疫功能、膀胱防御机制都比较弱，就容易使尿路上行感染。

（2）小宝宝输尿管长而弯曲，管壁肌肉弹力纤维发育不全，蠕动力弱，易于扩张，尿流不畅，尿液在尿路内滞留时间长，就容易引发感染。

（3）宝宝的身体功能尚未发育成熟，免疫功能差，对病菌的抵抗力低，患尿路感染的可能性也会增加。

（4）尿路的先天畸形和尿路梗阻，如肾盂输尿管连接处狭窄、肾盂积水、后尿道瓣膜、多囊肾等均可使引流不畅而继发感染，这是宝宝容易出现尿路感染的最大诱因。

家长看过来：对反复发生尿路感染的小宝宝，尤其是男宝宝，建议做排泄性膀胱尿道造影、静脉肾盂造影检查，明确有无尿路畸形等，以及早治疗。

尿路感染的危害有哪些

一般的尿路感染经过治疗后很少发生并发症，但如果不及时治疗，后果比成人要严重得多。

（1）细菌会沿尿液逆行，对肾造成感染，引起肾小球肾炎、肾盂肾炎、肾脓肿等，还会导致肾发育障碍和肾瘢痕，造成永久性的肾实质损害。

（2）细菌进入血液并发败血症，向上蔓延扩散导致肾积脓、肾周炎、慢性尿路感染。而慢性尿路感染反复发作所致的肾瘢痕，可能使患儿成年后发生高血压或肾功能不全(尿毒症)。

哪些宝宝容易得尿路感染

如果宝宝有以下表现，则是尿路感染的高危人群，家长们要重视。

（1）尿液恶臭。

（2）顽固性尿布疹。

（3）便秘。

（4）夜间原无遗尿而出现遗尿。

（5）宝宝产检的时候肾积水。

（6）免疫力低下，经常生病。

就医回家，家庭护理让宝宝尽快康复

未病先防，儿科医生告诉你怎样预防

宝宝的尿道里都会存在一定的细菌，正确情况下不会引起感染，只有在易感因素的刺激下，才会沿尿道上行感染。所以，要预防宝宝尿路感染，就要在日常生活中让宝宝尽量避免各种易感因素。

多饮水

肾脏排泄尿液，有冲洗膀胱和尿道的作用，有利于细菌的排出，所以，家长平时要让宝宝多喝水、多排尿，以避免细菌在尿路繁殖，降低尿路感染的发病率。

注意宝宝的个人卫生

认真做好宝宝外阴的清洁护理，每次大便后要用正确的方法清洗私处（具体方法详见第77页）；尿布应常洗换，尽量不穿开裆裤，如果宝宝已经穿了内裤，应尽量选择纯棉内裤，并且不要给宝宝穿紧身牛仔裤，以便透气，保持外阴区域的干燥，因为潮湿有利于细菌的生长；宝宝所用毛巾及盆应与成人分开，洗澡时不要用池浴或盆浴等；男宝宝包皮过长或包茎，使局部积存污垢，也是导致尿路感染的常见病因，应尽早治疗。

不憋尿

告诉宝宝不要憋尿，有尿意时就尽快去排尿，以免尿液储留过久，导致细菌大量生长。另外，在晚上睡觉前一定要让宝宝排空膀胱。

防治便秘

如果宝宝有便秘问题要及时纠正（具体方法可见第四章便秘致腹痛），因为积累的粪便会压迫尿道和膀胱，造成膀胱排空困难而引起细菌生长。

增强体质

平时让宝宝多运动，增强体质，防止感冒，可以减少感染的机会。

儿科医生医学常识小点播，宝宝生病不用慌

宝宝患了尿路感染要如何治疗

对病情轻微的尿路感染，只要让宝宝多喝水、多排尿即可。如果病情较

重，医生会使用抗生素进行抗菌治疗。家长一定要按医生指导的疗程给宝宝服用，一般为7~14天，当然根据宝宝的病情，有时疗程会更长。抗生素一般口服即可，最好饭后服用，这样可以减轻胃肠道不良反应。如果宝宝呕吐明显、发热严重或有脱水症状，也可采用静脉应用抗生素及补液治疗。

另外，小儿无症状性尿路感染仅仅是尿常规可见白细胞，如果没有尿频、尿急、尿痛等尿路刺激症状，也没有泌尿系器质性病变，如尿路畸形、膀胱输尿管反流、肾瘢痕等，一般不需要治疗，只要定期带宝宝复查即可。

家长看过来： 如果宝宝服用抗生素后，尿急、尿痛等症状消失了，尿液检查也正常了，也一定要按医嘱继续给宝宝服药，用足疗程，以免细菌感染出现反复，导致慢性尿路感染。

宝宝私处的正确清洁方法

由于生理结构不同，在给男宝宝和女宝宝清洗私处时所用的方法也不同，家长们一定要注意，做好了这一点，对防治尿路感染十分重要。

◎**男宝宝私处的清洁方法**

（1）家长站在宝宝身体的右侧，用左手握住他的两个脚踝提起，一根手指夹在宝宝两踝之间，用右手把柔软的小毛巾用温水沾湿，擦干净肛门周围的脏东西。

（2）用手把阴茎扶直，轻轻擦拭根部，然后家长用手指轻轻将阴囊表皮的

❀ **儿科医生说** ❀

包皮和龟头需要清洗吗，怎么清洗

很多家长都问过这个问题。宝宝出生时，包皮和龟头是粘连在一起的，到3~4岁时才会自然分离，如果家长过早地翻动柔嫩的包皮会伤害宝宝的生殖器，所以，一般宝宝在4岁前不必刻意清洗。宝宝的包皮与龟头分离后，可以隔几天帮宝宝清洗一次。清洗时，用拇指和食指轻轻捏着宝宝阴茎的中段，轻轻向后推包皮，露出龟头和冠状沟，然后再轻轻地用温水清洗。如果发现包皮下有白色黏性物或米粒样的东西（即包皮垢），可用棉签浸满橄榄油涂抹，几分钟后再用浸满油的棉签去除即可。洗后要注意把包皮回复原位。

皱褶展开，擦拭干净。

（3）擦洗大腿根部，等完全晾干后再穿上纸尿裤或内裤。

◎女宝宝私处的清洁方法

（1）用湿纸巾从前往后擦掉便便，切忌顺序颠倒，以防肛门部位的细菌污染尿道口。

（2）用湿毛巾慢慢地将小阴唇周围的脏东西擦掉，即使是小便后也要擦干净。

（3）用一只手将大腿根部的夹缝拨开，用另一只手拿湿毛巾轻轻擦拭，等完全晾干后再穿上纸尿裤或内裤。

家长看过来：如果宝宝患有红屁股，可以先让他光着屁股晾一会儿，等小屁屁干透了，在肛门周围、臀部涂抹一些护臀油膏。另外，每次用过的小毛巾或纱布要搓洗干净，并放在阳光下晾晒。

妈妈这样做，宝宝好得快

护理重点	妈妈这样做
积极退烧	·宝宝体温低于38.5℃，妈妈可采用冷敷宝宝额头、温水擦浴等物理降温法给宝宝降温 ·宝宝体温超过38.5℃，要按医嘱给宝宝吃退烧药，以帮助退烧
多喝水	·宝宝尿路感染时会发热、呕吐、胃口差，可能会引起脱水，所以，妈妈要让宝宝多喝水，以补充水分，预防脱水。多喝水也可以促使宝宝多排尿，把泌尿道内的细菌毒素和炎性分泌物冲出体外，有利于疾病的康复
注意清洁卫生	·给宝宝勤换尿布或纸尿裤，用正确的方法清洗宝宝私处，并保持宝宝会阴部清洁干燥 ·使用布尿布时，需先用开水烫洗干净或煮沸消毒，再放在阳光下晒干
遵医嘱用药	·严格遵照医生的指导给宝宝服用抗菌药物，用足疗程，避免反复

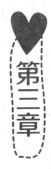

第三章

宝宝咳嗽了，
这是为什么？该怎么办

白天咳嗽明显多见于支气管炎和肺炎；晚上咳嗽明显多见于百日咳、肺结核、支气管哮喘；刺激性无痰干咳可见于支气管炎、气管被压；咳浓痰常见于急性支气管炎、大叶性肺炎；咳铁锈色痰是诊断大叶性肺炎的重要依据；咳嗽伴有呕吐，多见于百日咳、慢性咽炎、气管异物等。学会听音辨咳，家长可以粗略估计小儿的病情。

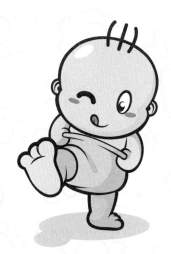

宝宝咳嗽的常见原因

"咳~咳~咳~"咳出妈妈的小揪心。咳嗽看起来虽然是小症状，是人体排出呼入气道中的病菌、黏液或其他异常的一种自我保护反应，但家长们不可掉以轻心，因为引起小儿咳嗽的原因有很多。

《黄帝内经》云："五脏六腑皆令人咳，非独肺也。"所以，家长要学会鉴别不同的咳嗽声音，及时了解宝宝们生了什么病，送到医院采取针对性治疗，以便让宝宝尽早摆脱疾病，恢复健康。

感冒会导致咳嗽

感冒和咳嗽好比一对孪生子，尤其是急性咳嗽，最常见的原因就是普通感冒了。感冒引起的咳嗽大都是一声声刺激性咳嗽，好像喉咙瘙痒一样，刚开始无痰，也有可咳出少许痰液的，但一般不伴有哮鸣音或呼吸困难。小儿普通感冒引起的咳嗽，伴有明显的感冒症状，如打喷嚏、流鼻涕、流眼泪和轻度发烧。

家长看过来：普通感冒引起的咳嗽会持续整个感冒过程，通常7~10天，甚至更久，但咳嗽力度稳定，一直到感冒的其他症状消失，咳嗽都不会有明显的加重或改善。

小儿流感也会致咳嗽，流感所致咳嗽是由喉咙发出、略显嘶哑的咳嗽，有时是干咳，有时会带痰，隔一段时间就咳几下，宝宝无精打采，婴幼儿还会发高烧，通常都在38.5℃以上，厌食，不想吃奶，不想喝水。

支气管炎会导致咳嗽

小儿的普通感冒如果没有得到及时治疗，3~4天后宝宝开始干咳，然后有痰，此时宝宝可能发展成为支气管炎。支气管炎引起的咳嗽有痰，有时剧烈咳嗽，夜间咳嗽频率较高，尤其是宝宝入睡后2小时左右，或凌晨6点左右，咳嗽最厉害，而且多伴有咳喘声。

过敏会导致咳嗽

宝宝出现持续或反复发作性的剧烈咳嗽，多呈阵发性发作，晨起较为明显，宝宝活动或哭闹时咳嗽加重，宝宝遇到冷空气时爱打喷嚏、咳嗽，但痰很少。夜间咳嗽比白天严重，咳嗽时间长久，通常会持续3个月，以花粉季节较多。但去医院检查，宝宝没有患上呼吸道感染，肺部也没问题，即机体没有明显引起咳嗽的病因病机，考虑为过敏性咳嗽。

百日咳会导致咳嗽

咳嗽逐渐加重，呈阵发性、痉挛性咳嗽，宝宝用力吸气的时候会发出尖锐的吼鸣声，有时候还会鼻涕冒泡。出现咳嗽之前有感冒症状，但不发烧。如果宝宝出现这种咳嗽，持续时间超过1周，很有可能是患上百日咳。百日咳是一种传染性很强的喉部、气管及肺部细菌性感染，病程长达2~3个月，故有百日咳之称。

百日咳虽然咳嗽很重，可通过接种百日咳疫苗来预防。

咽喉炎会导致咳嗽

咳声"哐哐哐"，似小狗叫声，白天咳嗽轻，夜间加剧，患儿有时会因呼吸困难而被憋醒，声音嘶哑，呼吸时鼻翼扇动。较大的宝宝会诉咽喉疼痛，不会表述的宝宝常表现为烦躁、拒哺，考虑是急性咽喉炎导致的咳嗽。

肺炎会导致咳嗽

咳嗽不一定是肺炎，但肺炎一般都有咳嗽。肺炎的咳嗽通常伴有发烧、气促甚至呼吸困难，当然也有不发烧而咳喘重的患儿。新生儿特别是未成熟儿反应能力很差，患肺炎时症状不典型，不发烧也不咳嗽，体温正常或低于正常，因此大人往往容易忽视新生儿肺炎，并导致不良后果。

感冒致咳嗽

在第二章感冒一节中我们已经详细介绍过了感冒导致发烧的处理方法，本小节只针对感冒导致的咳嗽，因为感冒导致的咳嗽问题是很常见的，刘主任特将此作为一个重点知识来普及。感冒除了会导致咳嗽外，还会有发烧、流涕、打喷嚏等症状。

 ## 就医前的准备功课

 医院选择等级

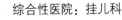

社区门诊、各级综合性医院或儿童专科医院均可

挂号科室

综合性医院：挂儿科

儿童专科医院：挂呼吸内科

检查项目

1.问诊及查体

医生会询问宝宝咳嗽的病史及症状，查看嗓子，并用听诊器听气管有无炎症。

2.血常规检查

病毒性感染时，白细胞计数多正常或偏低，淋巴细胞比例升高；细菌感染时，白细胞计数常增多，有中性粒细胞增多或核左移现象。

3.胸部影像学检查

肺炎患儿胸部X线检查可显示单侧或双侧肺炎，少数可伴有胸腔积液等。

关于检查的问答

宝宝感冒好了，但仍然咳嗽，吃了头孢克肟了，但宝宝还是动不动就干咳，尤其是晚上，咳嗽得更厉害，根本就睡不着觉，这是怎么回事？

这种情况很常见，不少宝宝感冒后，经过一段时间治疗，感冒的其他症状都已经恢复正常，但咳嗽却还在持续，吃抗生素也不见效，短则三五天，长则数周。这时就要及时去医院进行检查并治疗了，避免宝宝病情转为慢性支气管炎。

去医院检查，医生通常会建议先拍摄胸部X线片，排除肺部感染或支原体感染的可能，故需要的话，会建议重新检查血常规和C反应蛋白。如果检查结果没有明显异常，可能是过敏性咳嗽或宝宝体质虚弱，大家可以食疗加以调理，具体方法我们在下一个小节会详细介绍。

医生总是提到风热咳嗽，风寒咳嗽或燥咳，几种咳嗽用的药也不一样，怎么能简单区分宝宝是风热还是风寒或是风燥咳嗽呢？

咳嗽如果有痰，说明有病邪，根据痰的性状和颜色，大致知道宝宝咳嗽源于哪种病邪，如风、寒、暑、湿、燥、火等，最常见的风寒、风热和风燥咳嗽这三种。

咳嗽类型	典型症状	治疗原则
风寒咳嗽	嗓子痒，一痒就咳嗽；咳稀白痰，呈泡沫状，喉间有痰声，易咳出；鼻塞，流清涕；常伴有头痛、发热、怕冷、无汗等风寒感冒的症状	疏风散寒，宣肺止咳
风热咳嗽	咳嗽不爽，痰黄黏稠，不易咳出；总感觉口渴，喉咙痛；严重时会有发烧、头痛的症状	疏风解热，宣肺止咳
风燥咳嗽	喉咙痒，干咳无痰或少痰，痰很黏，甚至黏连成丝或痰中带血丝，不易咳出；常伴有口干、咽喉干痛、唇鼻干燥等燥热症状	疏风清肺，润燥止咳

准备就医，什么情况需要及时就医

有以下情况发生时，必须尽快带宝宝就医。

（1）连续咳嗽超过2周。

（2）咳嗽已经影响宝宝进食和睡眠。

（3）有喘息，呼吸困难。

（4）咳嗽伴有发热，且宝宝与平时表现明显不同，过度烦躁或精神不好。

就医时的细枝末节

如果宝宝咳嗽，医生听诊双肺未闻及干湿性啰音，可以考虑中医理疗或口服药物治疗；如果医生听诊双肺可闻及干湿性啰音，需要考虑住院治疗。

咳嗽就诊小策略

宝宝一咳嗽，家长的第一反应是应该先到呼吸内科就诊，让医生确定病因，再进行相关的治疗。在咳嗽早期，一般不建议服用止咳药物，因为会掩盖咳嗽的本因。中医有"见咳休止咳"的说法，因为咳嗽本身是机体正常的保护性生理反射，可以借机咳出痰涎及外来异物。

中医治疗咳嗽，一般先区分外感和内伤，治疗上分清邪正虚实。感冒引起的咳嗽一般是外感咳嗽，大多为新病，起病急，病程短，伴有发烧、怕冷等症，属邪实，治疗上宜祛邪利肺。内伤咳嗽大多为反复发作的久病，病程长，伴其他症状，属邪实正虚，治疗上宜祛邪止咳、扶正补虚，分清主次，标本兼顾。对于婴幼儿来讲，排除那些先天条件不足的病患儿，大多数都是外感咳嗽，其中感冒致咳嗽占80%左右。

小儿感冒咳嗽初起时，食疗调整效果佳

神医扁鹊说过，君子有病，期先食以疗之，食疗不愈然后用药。感冒咳嗽是婴幼儿最常见的病症，无论是风寒咳嗽还是风热咳嗽，宝宝最开始都是从轻微干咳、流鼻涕或喉痛开始的，细心的家长如果提前发现宝宝这些症状，在疾病刚开始有苗头、症状比较轻微的时候就开始食疗调整，宝宝不用吃药就可以痊愈了。

也许食疗的效果没有立刻吃感冒药或止咳药快，但小儿脏腑柔弱、脾常不足，食疗作用虽然缓慢，但相对安全，可养护宝宝的脾胃。

风寒咳嗽

症状：患儿咳白稀痰，流清水涕，打喷嚏，浑身发冷，不出汗,肺部听诊呼吸音粗糙。

◎烤橘子

配方：小橘子（单个50克左右）2个。

做法：新鲜成熟的小橘子洗净晾干，放在热的炒锅内用小火加热，同时要用铲子不停翻炒，直到橘子微焦，冒热气有香味就可以了。

功效：剥皮后让宝宝趁热吃，一天1～2个，大概吃两三天咳嗽就会逐渐痊愈。橘皮有镇咳祛痰的功效，但橘皮多沾有农药或化肥，洗净橘皮后再烤，橘皮的药理作用就会通过热度渗透到橘子内部，橘肉就有了橘皮的药效，而且新鲜的橘肉还富含维生素C，对生病的宝宝是很好的营养补充，提升免疫力。

◎萝卜汤

配方：白萝卜1/3根，葱白2根，生姜5克。

做法：白萝卜洗净、切片，用3碗水煮熟，再放入葱白、生姜，煮至剩1碗水即成。

功效：让宝宝连渣趁热一次喝完，通常在风寒咳嗽初期时，第二天就明显好转。萝卜味甘、辛，入肺、胃、大肠经，具有清热生津、开胃健脾、顺气化痰的功效，而且萝卜中还含有丰富的维生素C和微量元素锌，有助于增强机体的免疫功能，提高抗病能力。辅料葱白则可以发散风寒、发汗解表，但发汗作用稍弱，故配合生姜作为辅助药，以助发汗。特别适合外感风寒引起的鼻塞、流涕、发冷。如果其他症状好转，还有咳嗽，可继续喝纯白萝卜水（只有萝卜，去掉生姜和葱白）2～3天，咳嗽一般会逐渐痊愈。

风热咳嗽

症状：患儿咳黄稠痰，流黄涕，汗出，发烧，舌苔黄腻，咽喉肿痛，口干欲饮。

◎桑菊饮

配方：桑叶、菊花各5克，白砂糖适量。

做法：将桑叶、菊花置保温杯中，用沸水适量冲泡，加盖焖15分钟，最后加入白砂糖调匀即可。

功效：给宝宝当水喝，每日1剂。风热咳嗽初期，宝宝通常伴有一些卫表症状，就是表面上看起来咳嗽很严重，其实体内的津液并没有受到很大损伤，治疗的重点在于疏散风热、宣肺化痰，桑菊饮的功效就是疏风散热、宣肺止咳，非常适合风热咳嗽早期。

◎百合蜜

配方：百合30片，蜂蜜适量。

做法：百合洗净，隔水蒸熟，然后加入适量蜂蜜拌匀。

功效：让宝宝每天晚上吃，配合夏桑菊冲剂效果更好，可清肺热，尤其是对于不适合吃药的患儿，吃百合蜜简直是太体贴了。

风燥咳嗽

症状：喉咙痒，干咳无痰或少痰，痰黏，甚至黏连成丝，或痰中带血，不易咳出，常伴有口干、咽喉干痛、唇鼻干燥等燥热症状。

◎秋梨膏

配方：梨2500克，新鲜莲藕1500克，白萝卜500克，蜂蜜适量。

做法：将梨、莲藕、白萝卜分别洗净，切块，放入榨汁机中榨汁，滤渣，留汁；将渣子放入砂锅中，加入3～4倍清水，大火煮沸后，用小火熬煮40分钟，去渣取汁；将榨的汁和渣子熬的汁混合后，放入锅中，用小火熬煮至黏稠（用筷子蘸一下，滴一滴在面巾纸上，周边没有水印即可）；将蜂蜜按1：1的比例与熬好的膏混合，再开火搅拌至均匀即可。

功效：清热润肺，止咳化痰。夏末秋初时节给宝宝吃些可缓解温燥所致的干咳、无痰或有痰、咽干、口渴等症状。

◎杏仁紫苏茶

原料：杏仁3克，紫苏5克，红糖5克。

做法：将杏仁打碎，放入锅中，加入适量清水煮5～10分钟；放入苏叶，泡10分钟；最后放入红糖，调匀后即可饮用。

用法：代茶饮，每日1剂。

功效：发散驱寒，润肺止咳，适用于凉燥咳嗽初起的患儿，如有点咳嗽，口干、咽干不严重等。

☺ 聊聊家长来不及问或医生来不及说的那些事

为什么小宝宝感冒了就会咳嗽

其实不仅仅是小宝宝，大人感冒了也多会咳嗽。我们来了解一下咳嗽的发生过程。

临床把感冒称为上呼吸道感染，大家可以简单理解为气管感染了。气管上有极多的、茂密的纤毛，负责往体外清除致病微生物或灰尘、花粉等微粒，清除的方式就是咳嗽。当异物进到气管时，宝宝先是感到发痒，而后纤毛集体行动，借助肺部气体，往外一扫，气流发生震动，"咳"的一声响亮，就把异物咳出去了。感冒时，上呼吸道感染发炎，此时气管细胞炎性水肿、纤毛肿大拥挤了，经常自己摩擦，也会发痒，与受到异物刺激时的效果一样，所以，如果宝宝感冒了，通常就会导致咳嗽。

感冒咳嗽是不是不用看医生，去药店给宝宝买点药吃就好了

感冒咳嗽是小儿最常见的病症，如果小儿经常感冒咳嗽，之前去看过医生，或者说家长懂一定的医学知识，能够通过宝宝病症简单分析出是风热还是风寒咳嗽，可以在家进行适当的食疗调整或非处方类药物治疗。尤其是症状比较轻的感冒咳嗽，简单的食疗和家庭护理是可行的，因为感冒属于自愈性疾病，其附带的咳嗽症状也许会持续几天，但家长通过梨水、秋梨膏、百合蜜等食疗方法，也可以给宝宝慢慢调理过来。如果家长认识一两个医生朋友，在医生朋友的指导下食疗或服用治疗，那是更好了。

但如果宝宝感冒咳嗽很严重，比如发高烧、咳嗽剧烈到呕吐、影响进食，也就是影响到宝宝的吃喝拉撒睡时，建议立即去医院就诊。而且就医前准备好给宝宝之前服用过的药品盒子，告诉医生你服用的剂量、天数和宝宝反应等。

宝宝感冒好了一直咳嗽怎么回事

感冒症状好了，但咳嗽一直延绵不断，虽然咳嗽症状比较轻了，但还是干咳不停，或者咳白色黏液痰，后期也会咳黄痰，吃很多止咳药也没什么效果。

这种情况多半发生在风热咳嗽后期，遗留的肺热咳嗽或咳久引起的内伤阴虚燥热，此时可以试试咳嗽良方——川贝炖雪梨，当风热咳嗽的其他症状都已经消失、咳嗽延绵不愈时，给宝宝用川贝炖梨，效果特别好。

◎川贝炖雪梨

配方：雪梨1个，川贝粉3克，冰糖少许。

做法：雪梨洗净，在上端1/3处横切，挖去梨核，放入川贝粉和冰糖，然后盖上梨盖，把梨放入一个碗中，碗里添些水，然后放入蒸锅中，隔水蒸30分钟左右。拿出碗，吃梨喝汤即可。

功效：川贝润肺除燥，止咳效果好，而且药性平和，适宜宝宝食用，主治热证咳嗽；雪梨清热止咳祛痰，可清热润肺、止咳化痰，非常适合风热咳嗽后期咳嗽延绵不愈的患儿调养食用。

家长看过来：风热咳嗽后期，卫表症状已解，肺热津伤导致咳嗽未愈时，当以清肺宣肺、化痰养阴为主，家长如果觉得川贝炖雪梨有点麻烦，也可以试试蛇胆川贝枇杷膏，可清肺润燥、宣肺化痰，其处方组成中有清凉的蛇胆和薄荷脑，性质寒凉，清热力很强，故也有辛凉透表、疏散风热的作用。

❋儿科医生说❋　简单认识一下燥热咳嗽和痰湿咳嗽

　　燥热咳嗽多发生于风热感冒后期，咳嗽痰少，或干咳无痰，或痰黏难咳，咳时带动胸痛、鼻燥、咽痛、舌尖红。燥热咳嗽的治疗原则是清肺润燥，川贝炖雪梨效果较好。

　　痰湿咳嗽的症状是咳嗽但不严重，吃止咳药不太管用，痰多色白发黏，常伴有胸闷、食欲减退、易疲劳。原因是宝宝进食太多，伤了脾胃，脾湿生痰了。治疗上自然是燥湿健脾，如二陈汤。取茯苓、半夏各9克，陈皮6克，粳米50克。先将前三味药煎取药汁，去渣，然后加入洗净的粳米煮粥。此为1日量，分早、晚两次空腹食。有健脾燥湿、化痰止咳的作用。

就医回家，家庭护理让宝宝尽快康复

未病先防，儿科医生告诉你怎样预防

关于感冒的预防我们在第二章感冒致发烧里讲过，那么，针对感冒导致咳嗽的情况，除了要遵循前文所讲的预防方法，还有几点需要注意。

提倡母乳喂养

母乳中含有对呼吸道黏膜有保护作用的免疫球蛋白，以及对感冒病毒等有抑制作用的溶菌酶、乳铁蛋白、巨噬细胞等免疫因子。一般来讲，母乳喂养的宝宝比配方奶粉喂养的宝宝，感冒咳嗽发生的概率低得多。

宝宝不可缺锌

锌元素是很多病毒的"克星"，缺锌的宝宝可能会有多动症、发育迟缓、抗病力下降等表现。在感冒高发季节，多给宝宝吃瘦肉、猪肝、蛋黄、鱼类等含锌高的食物，有利于抵抗感冒病毒。

让宝宝适当参加体育锻炼

动则生阳，阳气即正气，宝宝正气足了，就不容易生病。户外运动是锻炼宝宝抵抗力的首选，家长可以陪宝宝一起晨跑，不需要太长时间，也无需每天都跑，每周3～5次，贵在坚持，宝宝抵抗力慢慢就增强了。

儿科医生医学常识小点播，宝宝生病不用慌

咳嗽必须要用抗生素吗

不一定，只有确定是细菌感染引起的感冒咳嗽才使用抗生素，其他原因引起的咳嗽，不仅咳嗽治疗效果不好，还会对小儿娇嫩的胃肠道及肾脏等产生不良反应。

一咳嗽就用止咳药吗

咳嗽是呼吸道一种保护性反射动作，将积累在气管、支气管中的分泌物排出体外，减少病原体向下蔓延而引起支气管和肺部感染的机会。故在咳嗽初期不建议立即用止咳药。当然，这并不是说任凭宝宝咳嗽不管，如果宝宝剧烈咳嗽或呼吸道已经被感染，则需要在专业医生指导下适当化痰止咳。

多吃药效果会更好吗

宝宝感冒咳嗽时，有些家长习惯把感冒药、咳嗽药、消炎药、清热解毒药等一起用上，想当然认为药多了效果好，或者至少有一种药是对症的吧，但对婴幼儿来讲，是药三分毒，结果往往是咳嗽没治好，还产生了不良反应。

咳嗽早期忌食补品

有些家长认为，宝宝生病是体质弱，需要用补品先给宝宝补起来，这对于咳嗽初期的宝宝可是非常不恰当的，只会助邪入内，只有当医生确诊是久病正虚的情况时，在医生建议下方可考虑辨证食用一些补品。

妈妈这样做，宝宝好得快

护理重点	妈妈这样做
调整饮食	·如果是风寒咳嗽，宜吃温性的食物，忌吃西瓜、梨、猕猴桃等生冷寒凉的瓜果，忌吃酸味、涩味的食物，如泡菜、山楂、酸枣、话梅等 ·如果是风热咳嗽，百合、川贝、罗汉果、梨都比较适宜，而忌吃羊肉、荔枝、桂圆、樱桃等热性的食物
多喝水稀释痰液	宝宝咳嗽有痰时，最简单有效的办法就是多喝水： ·每隔1～2小时，就给宝宝喂少许水，以清稀痰液，便于咳出 ·水最好是白开水，或者鲜果汁兑白开水，但不能是含糖或咖啡因的饮品。
保持空气清洁	·保持宝宝房间内空气新鲜，每天开窗或开门通风2～3次，但要让宝宝要远离通风口
保持呼吸道通畅	·感冒咳嗽后，宝宝鼻腔容易被堵，在吃乳母或睡觉前，应用湿润的棉签给宝宝滴鼻，保持宝宝鼻腔的清洁与畅通 ·保证居室温湿度，室内干燥时，晚上可用加湿器或室内放一盆水

肺炎致咳嗽

在第二章肺炎致发烧中已经详细介绍了肺炎导致发烧的处理方法，本小节只针对肺炎导致的咳嗽。因为肺炎也是导致咳嗽的一个重要原因，所以刘主任特将此作为一个重点知识来讲解。小儿肺炎导致的咳嗽开始为频繁的刺激性干咳，随后咽喉部出现痰鸣音，咳嗽剧烈时可伴有呕吐、呛奶。此外还会有发烧、呼吸急促、呼吸困难及肺部啰音等症状。

 ## 就医前的准备功课

♥ 医院选择等级

小儿轻症肺炎：可选择二级医院
咳嗽剧烈，高烧不退等病情严重的小儿肺炎：建议选择三级医院，或者有高端化、尖端化的小儿肺炎特色科室的医院

♥ 挂号科室

综合性医院：挂儿科
儿童专科医院：挂呼吸内科

检查项目

1.问诊及查体

医生会询问宝宝的病史、咳嗽的症状，测体温，听诊是否可闻及湿啰音，呼吸频率和心律等常规检查。

2.血常规、胸部 X 线检查、C 反应蛋白试验（CRP）、肺炎支原体和衣原体检测

当医生怀疑宝宝的咳嗽是由肺炎导致的时候，通常会建议检查这些项目，具体方法我们在第二章肺炎致发烧已经详细介绍过了，这里不再重复。

关于检查的问答

问 小儿肺炎是不是都有咳嗽表现？

答 根据临床观察，大多数小儿肺炎有或轻或重的咳嗽症状，但极少数患儿临床只有发烧，没有流涕、咳嗽等呼吸道感染的症状。这种医生下诊断困难时，通常会做胸部X线检查，会发现肺部有炎症阴影，确定是肺部感染。

就医时的细枝末节

小儿肺炎咳嗽的特点

小儿肺炎的病程，临床分为早期、极期和恢复期三期，咳嗽的特点也不尽相同。

肺炎早期相当于肺部充血肿胀期，咳嗽为刺激性干咳。

极期相当于红色肝样变期，咳嗽反而减轻。

恢复期相当于溶解消散期，大量的溶解物（痰液）经过咳嗽排出体外，故咳嗽又开始加重，咳痰较多。

肺炎咳嗽必须立即就诊吗

小儿肺炎的临床表现轻重差异变化多样，有的以咳嗽为主，有的则起病急、病情重。当患儿出现咳嗽困难、精神不佳、不想吃饭、睡觉呼吸急促或经常哭闹惊醒时，需要尽早就诊。

10岁以内的宝宝，具有"发病容易，传变迅速，脏气清灵，易趋康复"的生理特点。所以，这个阶段的宝宝，无论患何种疾病，都要做到早诊早治。

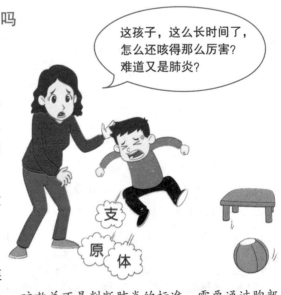

这孩子，这么长时间了，怎么还咳得那么厉害？难道又是肺炎？

咳嗽并不是判断肺炎的标准，需要通过胸部X线检查来确诊

😊 聊聊家长来不及问或医生来不及说的那些事

小儿肺炎会通过咳嗽传染吗

肺炎不属于传染性疾病，但是当患儿咳嗽时，飞沫会散布在空气中，可以通过呼吸道传播。所以，肺炎患儿咳嗽时，最好用纸巾或毛巾挡住口鼻，且餐具最好要分开用，毛巾也分开。

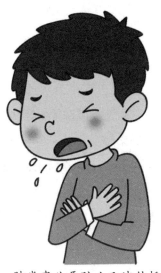

小儿肺炎咳嗽越严重是否说明肺炎越严重

通常来讲，小儿肺炎咳痰的多少标志着肺部炎症的轻重和波及范围的大小。一般肺炎越严重，波及范围越广，肺部炎症分泌物就会越多，患儿的咳嗽也就越重。但咳嗽轻重并不代表肺炎

肺炎患儿要防止飞沫传播

的严重程度，因为宝宝发生肺炎时，也可伴有咽炎、喉炎等，同样也表现为剧烈咳嗽。

咳嗽减轻了，是不是表示小儿肺炎快好了

前文我们就提到了小儿肺炎的三个分期，大家可以明显看到，小儿肺炎恢复期是咳嗽最严重的时期，其次是早期，但在极期，咳嗽反而减轻，但并不是症状减轻了，而只是一个平缓期。一般来讲，咳嗽最严重的恢复期，反而是宝宝通过咳痰排出炎症，症状减轻的表现。

不同的肺炎类型有明显的年龄区分吗？是不是1岁多的宝宝大多数是支气管肺炎

从临床数据来看，2岁以内的婴幼儿肺炎以支气管肺炎较为多见，起病急，咳嗽，气急。支气管肺炎在病情早期可能并不明显，尤其是1周岁以内的宝宝，可能只表现为拒奶、吐沫，但不咳嗽或只咳嗽几声。大叶性肺炎和支原体肺炎在幼儿园或学龄期的较大儿童较为多见。

就医回家，家庭护理让宝宝尽快康复

未病先防，儿科医生告诉你怎样预防

关于小儿肺炎的预防，参考第二章肺炎致发烧一节。

儿科医生医学常识小点播，宝宝生病不用慌

干咳无痰肺阴虚，川贝雪梨滋肺阴

如果肺炎患儿咳嗽厉害但没有痰，中医认为是肺阴虚导致的，肺阴不足，就会生热，表现为干咳。这种情况自然是滋阴润肺，川贝、百合、雪梨、蜂蜜、银耳、莲子、山药等都是滋阴润肺的食材，可以给干咳无痰的肺炎患儿吃这些食材。这里刘主任为家长推荐的是一款非常好喝的川贝雪梨百合饮。

◎川贝雪梨百合饮

原料：川贝6克，雪梨2个，百合15克，蜂蜜适量。

做法：川贝、百合洗净，用清水浸透；雪梨洗净，去核，连皮切成块。将川贝、百合、雪梨一起放入锅中，加入适量清水，大火煮开后，转小火炖煮1小时；凉至温后，调入蜂蜜，即可食用。

功效：川贝润肺止咳的效果好，而且药性平和，适宜宝宝食用；百合归心、肺经，既可以养阴润肺，又能清心安神；雪梨能润肺清热、生津止渴，与蜂蜜同用，既能增强润肺止咳的作用，又可以中和川贝、百合的苦味，使这个汤水喝起来清甜可口，非常适合宝宝的口味。

咳嗽痰黄是肺热，试试小儿肺热咳喘口服液

相对于咳嗽无痰，小儿肺炎患儿更常见的是咳嗽有黄痰，而且多半还很浓，这是肺有实热的表现。此时用西医的抗菌药物，配合上中医的清肺化痰法，来保证呼吸道的通畅，一般会事半功倍。刘主任推荐的是小儿肺热咳喘口服液。

小儿肺热咳喘口服液是由麻杏石甘汤、白虎汤、银翘散三方加减组成的，共有11味药，重用"石膏+麻黄"，既能清热解毒，根除外邪，又能清肃肺热，化痰止咳平喘，增强免疫力。患儿服用后能迅速减轻发烧、咳嗽的症状，痰液

也明显减少，可以达到标本兼治（肺热是本，咳嗽是标）的目的，从而使肺炎总疗程缩短，并减少了抗生素的用药时间，提高了肺炎的治愈率。

肺炎患儿反复咳嗽，试试三九贴或三伏贴

"三九"是冬季最冷的日子，人体阴气最盛，阳气最弱，寒气更易侵袭人体，尤其是不少儿童因抵抗力差，进入冬季之后反复感冒、咳嗽，甚至发展成小儿肺炎；"三伏"是夏季最热的季节，人体阳气最盛，阴气最弱。

小儿反复肺炎，刘主任建议您给宝宝试试三九贴或三伏贴，可以温阳散寒，扶助正气，对小儿风寒感冒、咳嗽、小儿肺炎等反复呼吸道感染等病症都有很好的预防作用，并可以提高宝宝自身的免疫力。

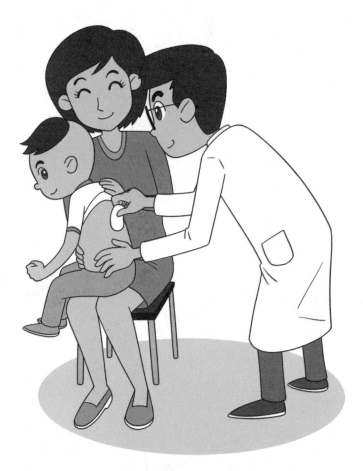

三九贴、三伏贴可有效预防小儿肺炎

妈妈这样做，宝宝好得快

关于如何护理肺炎患儿，我们在第二章肺炎致发烧中已经讲过，这里要特别强调一下肺炎导致咳嗽的护理重点。

护理重点	妈妈这样做
促进排痰	·宝宝入睡后，将头部抬高一些，有利于气体交换，减轻肺部瘀堵的肺气 ·宝宝睡觉时咳嗽，定时更换体位，利于痰液的排出和炎症吸收 ·宝宝咳不出痰时，妈妈抱着患儿，掌指关节略屈，五指并拢，由下至上、由外向内有节奏地轻拍宝宝背部，边拍边鼓励宝宝咳嗽，促使痰液排出；如果宝宝年龄较大，可以使用体位引流以促进分泌物的排出
注意患儿的卫生	·肺炎患儿出汗多，有时咳嗽还会引起呕吐，所以家长应每天给宝宝清洗1~2次，及时更换潮湿的衣服；对病情严重的患儿用温毛巾擦洗，对皮肤散热及抵抗病菌有好处 ·患儿有鼻黏膜炎症、充血、水肿，分泌物增多时，家长要随时为患儿清除鼻腔分泌物，以保持呼吸道通畅 ·如果患儿有口臭，应多给其喝温开水，较大的宝宝可漱口、刷牙；对较小的婴幼儿，家长可用大棉签蘸冷开水或1%苏打水帮宝宝清洗口腔，每天3次

支气管炎致咳嗽

　　支气管炎是小儿常见的呼吸道疾病，是导致咳嗽的常见原因之一。支气管炎初起通常为频繁而较深的干咳，之后渐有支气管分泌物，开始咳痰，痰通常为白色。同时，还常伴有不同程度的发热、鼻塞、流涕、食欲减退或呕吐等，严重的患儿还会呼吸急促、喘息，甚至呼吸困难。

家长看过来： 小儿支气管炎通常是由普通感冒或流行性感冒等病毒性感染引起的并发症，当然也可能由细菌感染所致。大多数患儿的病情较轻，经过及时治疗可痊愈，也有少数患儿治疗不及时，发展成为支气管肺炎。

就医前的准备功课

 医院选择等级

社区门诊、各级综合性医院或儿童专科医院均可

挂号科室

综合性医院：挂儿科

儿童专科医院：挂小儿呼吸内科

检查项目

1.听诊

医生用听诊器听诊，呼吸音变粗，可闻及干啰音或水泡音。

2.胸部 X 线检查

小儿急性支气管炎早期，胸部X线检查通常没有明显改变，反复急性发作或慢性支气管炎可有相应慢性炎症改变，比如可见两肺纹理增粗紊乱呈网状或条索状及斑点状阴影，以下肺叶较为明显，这是由于支气管管壁增厚、细支气管或肺泡间质炎症细胞浸润或纤维化所致。

3.血常规检查

如果白细胞总数升高，中性粒细胞比例升高，说明细菌感染。如果白细胞总数不高，淋巴细胞数及比例还有单核细胞升高，说明病毒感染。

家长看过来： 小儿患支气管炎以后，容易使这些指标升高或发生变化，说明有炎症，但并不一定就是支气管炎，也可以是其他原因导致的，故需要配合胸部X线检查等其他检查手段。

关于检查的问答

问 怎么知道宝宝得支气管炎了呢?

答 小儿支气管炎的临床表现，刚开始是发烧、咽干、恶寒，会说话的宝宝还会说嗓子痒、头痛。然后就开始咳嗽、咳痰。当宝宝出现发烧、咳嗽有痰的情况时，建议去医院进行检查。

问 小儿支气管炎检查之前，宝宝用不用空腹?

答 小儿支气管炎一般需要进行血常规和胸部X线检查，不空腹也可以检查，但如果可以让小儿空腹2～4小时，检验数据更准确。

问 宝宝一直咳嗽，就诊前可以给宝宝吃点镇咳药吗?

答 咳嗽是人体自我保护的一种自然反应，在咳嗽早期，不建议立即给宝宝吃镇咳药，因为咳嗽可以帮助宝宝把气道的分泌物清理出来。如果吃了镇咳药，宝宝有痰就更不容易咳出来了。不过可以给宝宝吃些化痰药，如沐舒坦，有助稀释痰液，使痰液容易咳出来。

准备就医，什么情况需要及时就医

（1）咳嗽时伴有喘息。

（2）出现气短、呼吸困难、口唇发绀等症状表现。

（3）咳嗽持续7～10天没有好转。

就医时的细枝末节

小儿支气管炎的发病特点

小儿支气管炎的发病可急可缓，大多数小儿先有上呼吸道感染（感冒）的症状，或者突然出现频繁而较深的干咳，以后渐有支气管分泌物，在胸部可听到干、湿啰音，以中等水泡音为主，偶可限于一侧。

咳嗽是小儿支气管炎的重要表征，一般延续7~10天，有时迁延2~3周，或反复发作。但婴幼儿不会咳痰，多经咽部吞下。严重者发烧38~39℃，偶可达40℃，多于2~3天即退。如治疗不当可引起肺炎，白细胞计数正常或稍低，升高者可能有继发细菌感染。

如何通过咳嗽特点来区分急慢性支气管炎

支气管炎有急性和慢性之分，我们通过咳嗽的特点可以进行区分。

类型	咳嗽特点
急性支气管炎	初期为频繁而较深的干咳，然后痰量逐渐增多，形成黏液脓性痰液
慢性支气管炎	以持续性咳嗽为主，绵延数月不愈，早晚加重，尤其是夜间咳嗽明显，白天稍轻；痰量或多或少，以咳出为快，多在冬季发作

怎么知道宝宝咳嗽是支气管炎引起的

小儿支气管炎的判断，除了咳嗽，通常还有以下明显的表征。

（1）咳嗽：长期反复咳嗽，多在寒冷季节、气温骤变时发生，早晚咳嗽频繁，白昼减轻。

（2）咳痰：多为白色黏痰或白色泡沫痰，早晚痰多，合并感染时痰量增多，且为黏液脓性痰。

（3）喘息：部分患儿可出现支气管痉挛，引起喘息，多在急性期发作。

（4）体征：早期可无异常体征或仅有呼吸音粗糙，随病情发展肺部可闻及干、湿啰音，急性发作期干、湿啰音明显增多，咳嗽咳痰后啰音可减少。喘息型慢性支气管炎可闻及哮鸣音。

小儿支气管炎与其他疾病的鉴别诊断

小儿支气管炎的主要特征是咳嗽，与很多疾病有类似的症状表现，故注意和其他疾病的鉴别诊断。

类似疾病	鉴别方法
普通感冒	小儿支气管炎早期和感冒的症状、体征类似，即表现为发烧、鼻塞或流涕、喷嚏、咳嗽，体征有乏力、食欲不振、嗓子疼痒等不适，但普通感冒肺部听诊多正常，小儿支气管炎听诊有干啰音
支气管异物	当有呼吸道阻塞伴感染时，询问有无呼吸道异物吸入史，经治疗后，疗效不好，迁延不愈，反复发作；胸部X线检查表现有肺不张、肺气肿等梗阻现象
毛细支气管炎	多见于6个月以下婴儿，体温不高，有明显的急性发作性喘憋及呼吸困难，喘憋发作时肺部啰音不明显，缓解后可听到细湿啰音
支气管肺炎	支气管肺炎，肺部可闻及固定的湿啰音，婴幼儿患肺炎时，常伴发消化道症状，呕吐常发生在强烈的咳嗽之后
肺门支气管淋巴结结核	询问结核接触史，进行结核菌素试验及胸部X线检查

🙂 聊聊家长来不及问或医生来不及说的那些事

小儿为什么容易得支气管炎

这是由小儿呼吸道的生理特点决定的，婴幼儿气管、支气管管腔狭窄，黏液腺分泌不足，纤毛运动差，不易排出呼入气管内的病原微生物，由此容易发生感染，且分泌物不容易排出。

小儿支气管炎用住院治疗吗

如果宝宝咳嗽，医生听诊双肺未闻及干湿性啰音，可以考虑中医理疗或口服药物治疗；如果医生听诊双肺可闻及干湿性啰音，需要考虑住院治疗。

🙂 就医回家，家庭护理让宝宝尽快康复

未病先防，儿科医生告诉你怎样预防

（1）首先要注意宝宝的冷热，不要穿得太热，要让宝宝有适当的耐寒锻炼。气温较高，不要只想着怕宝宝冷，而更重要的是随时注意不要让宝宝热着了，免得汗湿衣服更容易感冒。

（2）小儿疾病具有发病容易、变化迅速的特点。如果宝宝感冒了，家长要尽早地发现并给予及时治疗，避免病情发展成为小儿支气管炎或小儿肺炎。

（3）注意卫生，勤给宝宝洗手，同时注意家居环境卫生。

（4）天气好的时候多带宝宝进行户外运动，以增强抗病能力。

儿科医生医学常识小点播，宝宝生病不用慌

小儿支气管炎如何治疗

小儿支气管炎属于一种儿科常见病症，如果症状较轻，家长懂点医学知识，也可以尝试通过药物来进行调理。如果在医院或诊室已经确定小儿支气管炎是由细菌感染引起的，可选用小儿止咳糖浆、小儿化痰止咳颗粒、鲜竹沥等进行初步治疗；对于月龄小尚不好喂药的婴儿，可以用咳喘贴、益气贴等中药进行外贴。如果在家治疗3天以上无缓解，应尽快去医院治疗，服用医生开具的

小儿止咳类与抗生素类药物，或者输液或住院治疗。

帮支气管炎患儿排痰很重要

宝宝咳嗽、咳痰，表明支气管炎分泌物增多。为了促进分泌物的顺利排出，除了多喝水、多拍背外，还可以用雾化吸入剂来帮助祛痰。每日2~3次，每次5~20分钟。

如果是婴幼儿，更要经常给宝宝拍背、帮助翻身。如果宝宝睡了，可以每隔1~2小时给宝宝翻身一次，使患儿保持半卧位，利于痰液的排出。

妈妈这样做，宝宝好得快

护理重点	妈妈这样做
注意保暖	·根据气温变化及时给宝宝增减衣物 ·睡觉时，给宝宝盖好被子，使其体温保持在36.5℃以上，如果宝宝老踢被子，妈妈可以给宝宝穿睡袋，或者用一条长毯子裹住宝宝的腹部，保证腹部不受凉
注意排痰	·参照前文的排痰方法
多喝水	·让宝宝多喝水，可以用米汤、蛋汤、糖盐水补充，以增加体内水分，满足机体需要，缓解咳嗽症状
饮食调养	·给宝宝制作营养丰富且易消化的食物，既让患儿有食欲进食、增加营养，又避免加重患儿的肠道负担 ·如果是母乳喂养的婴儿，要采用科学的喂养方式，避免婴儿发生呛咳，并提醒不得喂食过多的水或奶水，以免痰栓的形成 ·不要让宝宝吃太甜或太咸的食物，否则会加剧夜间咳嗽
保证良好的居室环境	·居室要温暖，通风和采光要好，并且空气要有一定湿度，防止过分干燥 ·家有吸烟者，不可在宝宝室内及其活动区域内抽烟
密切监测病情	·密切检测患儿的各项生命体征，如果发现体温上升，优先选择物理降温；如果患儿较小，严格遵循医嘱给予药物降温

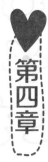

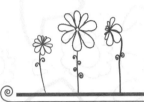

第四章

宝宝腹痛哭闹，
这是为什么？该怎么办

突发腹痛是小儿常见急性病症，尤其是婴幼儿不会用言语表达痛苦，家长务必要提前了解小儿急性腹痛的常见原因及特点：婴幼儿期腹痛多见于先天性胆道闭锁或狭窄、肠套叠；儿童期腹痛以肠寄生虫病多见；小儿腹痛且大便有蛔虫卵，为蛔虫病；宝宝腹痛拒按、腹泻、呕吐、舌苔黄腻为乳食积滞；腹痛以右下腹为重，按压时疼痛加剧并发烧，多见于急性阑尾炎……

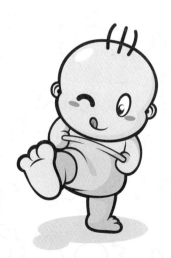

宝宝腹痛的性质和类型

按年龄划分

不同年龄宝宝的腹痛，其好发疾病也不同。

（1）1岁以内的婴儿，多为肠胀气，肚子膨胀明显，叩击有鼓音。

（2）1~3岁的婴幼儿腹痛，多见于肠绞痛、肠套叠、嵌顿疝及肠道感染。

（3）3岁以上患儿腹痛，以急性肠胃炎、阑尾炎、便秘、细菌性痢疾较为多见。

按腹痛的特点划分

（1）阵发性腹痛或腹绞痛，时好时坏一阵阵的痛，是梗阻性疾病，如果局部喜按或热敷后腹痛减轻，常为胃、肠、胆管等空腔脏器的痉挛。

（2）持续性腹痛，疼痛难忍且疼痛加剧，多见于胃肠穿孔。

（3）持续性钝痛，改变体位时加剧，拒按，常为腹腔脏器发炎，如慢性肠胃炎。

（4）腹部隐隐作痛，多见于消化性溃疡。

（5）再发性疼痛，即痉挛性和绞痛性疼痛反复再次发作，经常在进食或空腹发作，每次发作不超过3小时，可自行缓解。多为功能性腹痛，与生长过快导致的缺钙、胃肠功能失调、焦虑等有关。

按腹痛发生的缓急划分

（1）急性腹痛：又称突发性腹痛，常由一点开始，然后迅速恶化，多为胃肠道穿孔或实质性破裂，如急性阑尾炎、急性梗阻等，此时不要轻易使用镇痛性药物，要及时就医。

（2）慢性腹痛：隐性疼痛，或者腹痛开始比较轻，以后逐渐加重，多为炎性病变，小儿以消化性溃疡较为多见。

腹痛与发烧的关系

（1）如果先发烧后腹痛，多为内科疾病，如上呼吸道感染并发的急性肠系膜淋巴结炎。

（2）如果先腹痛后发烧，多为外科疾病，如急性阑尾炎、继发性腹膜炎等。

从伴随症状区分

（1）如果腹痛伴随恶心、呕吐，一般考虑是消化道的病变。

（2）如果阵发性腹痛伴有频繁呕吐、明显腹胀、不排气或不排便，常提示肠梗阻。

（3）如果腹痛伴有咳嗽、发烧，要注意腹外器官的病变，如气管、肺部引起的牵涉痛。

（4）如果腹痛皮肤有出血点、瘀斑、黄疸等，考虑败血症、过敏性紫癜等。

从大便性能上区分

（1）小儿腹痛，大多数与消化系统相关，所以一定要观察宝宝的大便情况，有无大便，没大便则观察宝宝的进食情况。

（2）如果腹痛好几天没有大便或伴有腹胀者，多为便秘或肠梗阻。

（3）如果腹痛不久就腹泻，大便呈水样或蛋花状，尤其是秋冬季，小心轮状病毒性肠炎。

（4）如果便脓血，尤其是在夏秋季，要注意痢疾、出血性大肠杆菌性肺炎等。

（5）如果便秘和腹泻交替出现，应当注意不完全性巨结肠症和肠易激综合征，这种便秘可以用开塞露来通便。此外，多吃富含纤维素的食物，少喝碳酸饮料。

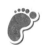

宝宝腹痛的常见原因

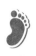

腹痛多由脏腑器官病变引起，内、外科疾病也可引起腹痛。宝宝对腹痛的表达能力欠佳，体征表现也不典型，故在诊断上带来一定的困难。但如果我们熟悉脏腑的位置、功能特点并耐心检查，还是可以掌握引起小儿腹痛的常见病症的。

肠胀气会导致腹痛

肠胀气是1岁内的小宝宝常见的一种症状，宝宝因腹痛会哭闹不休，同时腹部膨隆，腹部胀气明显，叩诊或家长手拍腹部呈"砰砰砰"的鼓音，宝宝多呃逆、放屁较多，有的还会伴有恶心、呕吐、吐奶、烦躁不安等症状。

肠痉挛会导致腹痛

肠痉挛导致的腹痛只是偶尔发生或发生次数并不频繁，疼痛多经过几分钟、十几分钟，甚至数秒钟就自行缓解。多因小儿受凉、暴食、婴儿喂奶过量等引起肠壁肌肉强烈收缩所致。

受凉会导致腹痛

宝宝因过食寒凉食物或受凉也会导致腹痛的发生，这种腹痛遇寒会加重，遇热会减轻，宝宝喜欢屈膝弯腰，还常伴有鼻塞流涕、头晕头痛、舌苔薄白、全身不适等症状。

积食会导致腹痛

宝宝天生脾胃虚弱，如果家长喂养不当或宝宝饮食过多，肠胃消化不了，积滞在肠胃了，就会导致积食的发生。患儿会感觉上腹部胀痛，同时伴有不思饮食、恶心呕吐、口气酸臭、便秘或腹泻、舌红苔腻等症状。

寄生虫会导致腹痛

宝宝不注意卫生，感染了寄生虫，也会发生腹痛，这种腹痛以脐周最为严重，可在饥饿或进食刺激性食物后突然出现，宝宝面色苍白，出冷汗，常伴有呕吐。腹痛可每天数次或隔日发作，几分钟后自行缓解甚至消失，腹痛后小儿活动正常，二便和舌苔也正常。

肠套叠会导致腹痛

肠套叠多见于2岁以内婴幼儿，以阵发性哭闹、呕吐和果酱样大便为主要特征，尤其是发病后2~12小时会出现暗红色果酱样大便，有时呈深红色水样大便。

便秘会导致腹痛

便秘是宝宝常见的一种病症，宝宝平时喝水少，吃新鲜蔬果少，就会致使便秘。便秘患儿会感觉腹痛、腹胀，同时大便次数减少，比如由原来的每日排便1~2次变成3日1次，甚至1周1次，而且粪便坚硬，排便困难，有时甚至因疼痛而哭闹。

小儿胃炎会导致腹痛

小儿胃炎会使宝宝中上腹或脐周出现反复发作的阵发性腹痛，可伴有恶心呕吐、厌食、嗳气等；有急性感染、饮食不当时可急性发作，患儿多有饮食不节、饥饱不均或喜食生冷的病史。

肠炎会导致腹痛

肠炎导致的腹痛通常是中上腹部或脐周有压痛，然后腹泻，一天大便10次左右，水状大便，含有少量黏液或血便，严重者会出现脱水，常伴有发烧、食欲不振、呕吐症状。

肠胀气致腹痛

肠胀气是导致宝宝腹痛的原因之一，患儿因腹痛会哭闹不止，同时腹胀明显，叩击有"砰砰砰"的鼓音，老放臭屁，有的会伴有恶心、呕吐、吐奶、烦躁不安等症状。

就医前的准备功课

 医院选择等级

普通肠胀气：可就近选择社区门诊或各级综合性医院

严重肠胀气：即宝宝胀气特别明显，一直哭闹持续超过 2 小时，建议选择三级医院

 挂号科室

综合性医院：28 天内婴儿挂新生儿科；超过 28 天挂儿科

儿童专科医院：挂小儿消化科或小儿胃肠科

检查项目

1.叩诊和听诊

医生会检查患儿的腹部，腹部膨胀，叩击如鼓，听诊可听到肠鸣音。

2.腹部立位片

腹部X线检查，可以检查患儿腹部的胀气程度。

关于检查的问答

 怎么知道宝宝哭闹是因为肠胀气了呢？

 对于不会说话的小婴儿，家长要想知道哭闹是不是由肠胀气引起的，简单三步可以搞定。

第一步：宝宝腹部膨隆严重，胀气明显，家长手拍呈"砰砰砰"的鼓音。

第二步：吃奶频繁，迷迷糊糊一直想吃奶，但吃几口就又开始哭闹。睡觉不踏实，睡一会儿就哭闹不已，一哭就1~2小时，一般以晚上居多，即家长所理解的"淘气"。

家长看过来：小宝宝分不清饿和肚子疼的区别，肚子一疼就想吃奶，温热的奶液稍微缓解一些肚子疼，随后肚子就更胀更疼了。

第三步：宝宝肚子咕咕响，老放屁，屁声响亮，甚至有时还蹦出小屎花。

准备就医，什么情况需要及时就医

如果宝宝出现下列症状，需要立即就医。

（1）宝宝的肚子胀得很大、很硬，宝宝看起来很不舒服。

（2）宝宝腹胀合并呕吐、食欲很差(少于平常一半且越来越少)，开始出现体重减轻、发烧、有血便的情形。

（3）腹部能摸到类似肿块硬硬的东西。

（4）肚子碰都碰不得，一摸宝宝就会很痛，哭闹得厉害。

就医时的细枝末节

小婴儿为什么容易肠胀气

6个月内的小婴儿肠胃功能发育不完善，在哺乳、哭闹时吞食过多的空气，消化不良，肠胃蠕动障碍等，都会引起肠胀气。

怎么区分宝宝腹痛是肠胀气还是肠绞痛引起的

对于1岁内的婴儿来讲，腹痛大多是肠胀气或肠绞痛引起的，那么两者有什么区别呢？

宝宝肠胀气

肠胀气以3~6个月的小婴儿最为多见，宝宝哭闹，腹胀如鼓，经常伴有放响屁或臭屁连连，放屁时会带出少量大便。由于肠道内气体多，排便时会出现泡沫便，或"喷泉便"（腹腔压力太大所致）。宝宝哭闹时，脸部涨红、腿弯曲和腹壁僵硬。

宝宝肠绞痛

肠绞痛见于任何年龄的婴幼儿，以婴儿期较为多见，宝宝出现突然性大声哭叫，可持续几小时，也有阵发性发作，可在任何时间发生，但以黄昏或傍晚较为多见，每天哭闹的时间几乎都发生在某一固定的时段。哭时婴儿面部渐红，口周苍白，腹部胀而紧张，双腿向上蜷起，双足发凉，双手紧握，抱哄喂奶都不能缓解，而最终以哭得力竭、排气或排便而停止。

聊聊家长来不及问或医生来不及说的那些事

宝宝肠胀气哭闹时，家长应该怎么办

肠胀气简单有效的方法就是按摩法。家长搓热双手，用手掌顺时针给宝宝揉肚子。注意要隔着一层衣服去按揉，直接接触宝宝皮肤，一是担心宝宝肚脐受凉，二是直接摩擦可能会伤害宝宝娇嫩的皮肤。手掌的温度加上和宝宝内衣的轻柔摩擦，温度会比较高，利于宝宝腹部空气的排出，宝宝也觉得比较舒服。

每天按摩数次，每次按摩50~100圈，注意手法要轻柔。顺时针按摩是顺着肠道的走向去按摩，可以促进肠胃蠕动，利于气体的排出，宝宝肠胀气时，切不可逆时针（逆着肠道的方向）按摩。

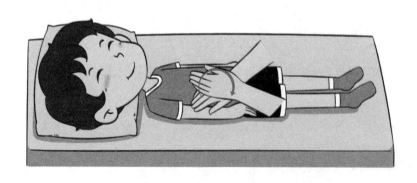

宝宝肠胀气，有简单药物可以调节吗

宝宝肠胀气时，可以用一些助消化的药物喂食宝宝。妈咪爱、乳酶生、多酶片等助消化的药物有缓解宝宝腹胀、腹痛的作用。注意婴儿服用，一定要按宝宝的实际体重来决定剂量和服用频率。

当然，如果宝宝肠胀气严重，哭闹数小时不停，需要立即就医，医生一般会根据宝宝病情的严重程度，进行胃肠减压或肠灌气。

就医回家，家庭护理让宝宝尽快康复

未病先防，儿科医生告诉你怎样预防

少吃不易消化易胀气的食物

如果是母乳喂养的宝宝，那么乳母就要少吃豆类、玉米、红薯等容易胀气的食物以及辛辣刺激性食物。如果宝宝已经开始添加辅食，要少吃不容易消化、容易胀气的食物。

按时喂奶

妈妈要经常观察宝宝的表情，只要宝宝有饥饿的表情或动作就喂奶，不要等宝宝哭很久才喂奶。宝宝大声哭会吸入很多空气造成胀气，或者太饿时吃奶很急、很用力，也会吸进过多空气。

家长看过来：按时喂奶并不是说只要宝宝一哭就喂奶或给宝宝安抚奶嘴，这样会导致宝宝肚子更胀。妈妈要仔细观察宝宝的表情和习惯，分清宝宝是饿了、尿了、拉了，还是想让爸爸妈妈抱抱他陪陪他。

喂奶后拍嗝

尤其是新生儿及配方奶粉喂养的宝宝，在喂食后，要把宝宝竖起来，然后慢慢轻轻拍打其背部以促进打嗝和排气，减少宝宝胀气的可能性。有的妈妈说拍不出嗝，那多半是姿势不太对，或者宝宝没吃饱，多练习几次就会好了。关于正确的拍嗝姿势，本章的最后小节我们会详细介绍（见第114页）。

注意奶瓶嘴儿大小适度

如果是配方奶粉喂养的宝宝，要注意奶嘴孔不要过大，新生儿最好用带吸管的奶瓶。如果宝宝大一些，家长不想用带吸管的奶瓶，那么注意瓶身的倾斜度不要太大，以免宝宝喝奶喝得过快过急，让更多空气进入奶嘴，随宝宝喝奶时进入体内。

儿科医生医学常识小点播，宝宝生病不用慌

一学就会的排气操

小宝宝胀气，家长一定要学会排气操。排气操简单易学，关键是没有任何副作用，还是和宝宝进行亲子互动的良好时机呢!

1.推心置腹式

家长两手交替向下轻抚宝宝上半身，从胸部直抚至腹部，8个节拍为一组，做一组。

2.蹬单车式

家长双手握住宝宝脚踝，两腿交替往腹部蜷缩，以8个节拍为一组，做一组。

3.双膝卷腹式

双腿同时往腹部蜷缩，以8个节拍一组，做一组。

4.小手触膝式

家长一手握住宝宝左手腕，一手握住宝宝右脚踝，一起向中间拉伸，把宝宝的单手单膝交叉相处，以8个节拍为一组，做一组;然后换手操作，再做一组8个节拍。

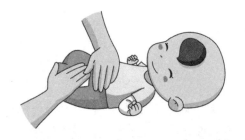

1.推心置腹式

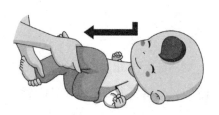

2.蹬单车式

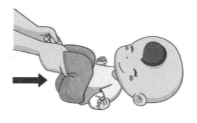

3. 双膝卷腹式

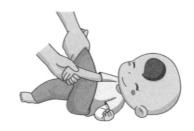

4. 小手触膝式

立竿见影的贴脐方

宝宝肠胀气时，可以试试贴脐方，效果非常好。

方药配方：食盐、葱须、生姜碎、茴香籽各等份。

制法用法：用炒锅将食盐、葱须、生姜碎和茴香籽炒热，待凉到可以给宝宝用的温度，放到宝宝肚脐上，纱布敷好，胶布固定，凉了就拿下来。

这个配方一般使用1~2次可以看到明显效果，每份配方可以反复炒三四次，也就是说，一次贴脐方的量基本就可以治疗好一次腹胀了。由于葱须和生姜还可以补益正气，故如果小儿体质较弱，贴脐方还有增强免疫力的功效。

妈妈这样做，宝宝好得快

护理重点	妈妈这样做
少让空气进入宝宝腹腔	·确保宝宝嘴唇和乳头或奶瓶合紧：如果采用母乳喂养，确保宝宝的嘴唇在你的乳晕处合紧；如果是用奶瓶喂养，确保宝宝的嘴唇吸到奶嘴较宽的底部，而不是只碰到奶嘴顶端 ·正确使用奶瓶：手握奶瓶中上部，沿同一方向摇晃瓶底，使其在水平面上旋转。速度不宜太快，以不产气泡为宜 ·宝宝使用奶瓶喂养的注意细节：避免大力搅拌或摇晃奶瓶，上下左右前后各个方向摇晃奶瓶会破坏奶粉里的营养物质，而且会产生很多气泡，宝宝喝了之后就会不断打嗝；喂奶时奶瓶倾斜30°~45°，保证瓶内的空气全部处于瓶底；注意别让宝宝吸吮空奶瓶或奶嘴太久 ·让宝宝少食多餐，喂奶时及喂奶后半小时内，抱起宝宝保持身体竖直或至少45° ·及时回应宝宝的哭闹，宝宝大哭也会咽下很多空气，以免加重肠胀气的情况

续表

护理重点	妈妈这样做
多让空气出来	·竖抱拍嗝法：妈妈站着抱着宝宝，让宝宝趴在妈妈肩膀上，托住宝宝的颈部，轻轻拍打他的后背，直到把体内的胀气全部排出为止。竖抱拍嗝法适用于新生儿，妈妈抱宝宝时注意左手托在宝宝的屁股和大腿，给他向上的力，并用妈妈的左脸部去"扶"着宝宝的头部，防止宝宝倒来倒去。拍嗝的右手要鼓起呈接水状，围绕在后背的中心位置，小幅度的由上至下给宝宝拍嗝。如果1~2分钟后还没打出嗝，可慢慢将宝宝放平于床上片刻，再重新抱起继续拍嗝，这样效果会比一直抱着拍要好 ·坐抱拍嗝法：妈妈坐着抱宝宝，让宝宝横坐在妈妈一条腿上，妈妈一手从宝宝的腋下穿过，怀抱住宝宝肩膀，支撑住宝宝的体重，并让宝宝的小手臂搭在妈妈的手上，让宝宝面部朝外，开始拍嗝。一般适用于2个月后的宝宝 竖抱拍嗝法　　　　　　坐抱拍嗝法

❖儿科医生说❖

不要盲目听信网上的各种拍嗝法

网上对于拍嗝法，除了上述两个，还有一种俯卧位拍嗝法，就是宝宝趴在妈妈大腿上进行拍嗝。建议小月龄的宝宝不要这样做，一是3个月以内的宝宝头部大都还不能直起来，俯卧着宝宝很不舒服，二是容易引起宝宝的呛逆。拍嗝还是首选竖抱拍嗝法，并注意妈妈向后稍仰一下腰，宝宝会很喜欢、很舒服，也最容易拍嗝成功。

肠痉挛致腹痛

肠痉挛是小儿急性腹痛中最常见的情况，患儿会感觉剧烈腹痛，哭闹不已，但检查时却发现宝宝没有任何疾病的体征。这种情况如果经常出现，临床通常诊断为小儿肠痉挛，也有称为肠绞痛、功能性腹痛，是由于肠壁平滑肌阵阵强烈收缩而引起的阵发性腹痛，可见于任何年龄段的小儿，以5~6岁最为多见，一年四季均可发病。

 ## 就医前的准备功课

 医院选择等级

社区门诊、各级综合性医院或儿童专科医院均可

挂号科室

综合性医院：挂儿科
儿童专科医院：挂小儿消化科或小儿胃肠科

检查项目

1.常规检查

医生会重点检查腹部是否有压痛、紧张、肿物等阳性体征。

2.辅助检查

一般检查血常规、便常规、血生化和腹部X线立位片，以便排除器质性腹痛。

关于检查的问答

 宝宝肚子疼去医院检查前吃止痛药，会影响检查结果吗？

 小宝宝一般是不建议服用止痛药的，尤其检查之前不要服用任何药物，以免影响检查结果。

就医时的细枝末节

怎么知道宝宝腹痛是肠痉挛引起的

（1）腹痛通常都是忽然发作，持续数分钟至数十分钟，时发时止，反复发作。

（2）腹痛以脐周为主，腹部胀痛，拒按。

（3）轻症是隐痛，宝宝可以忍受，说肚子痛但没有太痛苦的表现；严重者发烧、剧烈疼痛，宝宝痛得面色发白，满头大汗，哭闹不止，但一会儿就可以自行缓解，一切如常。

如何知道宝宝哭是饿了还是肠痉挛

肠痉挛的特点是突然哭闹，而饥饿引起的哭闹开始表现为警觉、身体活动增加、脸部表情增多，然后才是哭闹。

聊聊家长来不及问或医生来不及说的那些事

宝宝肠痉挛的原因是什么

肠痉挛的发生原因可能与宝宝的体质和饮食有关，下面来看看具体原因。

（1）6个月左右的宝宝发生肠痉挛，一般与婴儿消化系统不成熟或敏感有关。因为这个阶段的宝宝消化道里用于分解食物的消化酶或消化液还很少，尤其是淀粉酶。所以，当母乳或配方奶里的蛋白质或糖类过高时，宝宝就可能会因消化液不足造成肠痉挛腹痛。6个月也是添加辅食的时间段，故6个月左右的宝宝肠痉挛也可能与过早添加辅食、钙剂等补充剂有关。

（2）和过敏有关。特殊食物、异种蛋白、花粉、生冷食物等，都可能导致宝宝胃肠过敏诱发腹痛。尤其是3岁以上的小儿，从家庭进入社会，环境变化很大，引起过敏的机会很多，故肠痉挛多发生于幼儿园及学龄期儿童。到了中学以后，孩子基本适应了社会，肠痉挛一般也就不再发作了。

（3）可能与便秘、胀气、腹泻等有关。

就医回家，家庭护理让宝宝尽快康复

未病先防，儿科医生告诉你怎样预防

饮食上忌生冷食物

预防小儿肠痉挛最重要也最有效的方法是，不要让宝宝吃生冷或刺激性食物，尤其是脾胃不和的宝宝，切忌喝凉饮料。

睡眠注意保暖

宝宝睡觉时一定要盖好腹部，夏天也要用毯子裹好宝宝的肚脐周围。

母乳喂养的注意事项

（1）乳母要从容易引起宝宝过敏的可疑食物中排除过敏原，少吃最好不吃这些食物，如奶制品、豆制品、辛辣食物、大蒜、咖啡因等。

（2）如果奶水太急，妈妈可用食指和中指夹住乳晕，控制一下出奶量和出奶速度，以免宝宝呛奶。

（3）让宝宝养成正确的吮吸姿势。

（4）如果宝宝出现肠痉挛，妈妈适当延长哺乳时间间隔，而且喂奶前挤掉部分前奶，让宝宝以喝后奶为主。

儿科医生医学常识小点播，宝宝生病不用慌

（1）症状轻或发病时间短的患儿，家长可以给宝宝喂服适量姜糖水暖胃，缓解肠痉挛。

（2）如果宝宝忽然喊肚子疼，家长可以用手指按压宝宝的内关穴，按压内关穴有理气止痛的功效。

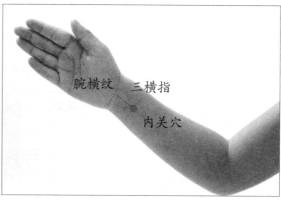

内关穴：位于前臂掌侧，腕横纹往上约三横指前臂正中的凹陷处

（3）给宝宝按揉肚子，有助于缓解腹痛。

家长看过来：宝宝突发性腹痛不一定都是肠痉挛引起的，如果按揉肚子宝宝觉得舒服或疼痛缓解，一般是肠痉挛引起的；如果按揉肚子使宝宝疼痛加剧，或者宝宝不让触摸肚子，要及时到医院就诊，避免延误治疗。

（4）太极推拿法：家长（最好是爸爸，男性阳气充足）用劳宫穴对准宝宝的肚脐，双手自然放在宝宝肚子上，随着宝宝的呼吸一起一伏，意念在手上，你会体会到三个阶段：第一阶段，你的手和宝宝的肚子感觉越来越热；第二阶段，宝宝肚子叽叽咕咕叫，这是宝宝肠蠕动了；第三阶段，宝宝安然入睡。一般需要30~40分钟。一天可以操作1~2次。

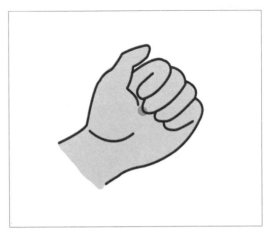

劳宫穴：位于手掌心，横平第三掌指关节近端，第二、三掌骨之间偏于第三掌骨。握拳屈指时，当中指指尖尽处即是

妈妈这样做，宝宝好得快

护理重点	妈妈这样做
注意腹部保暖	·肠痉挛发作时，宝宝腹部喜温喜按，妈妈可以用温暖的双手揉按宝宝的腹部，或者用温水袋温敷宝宝腹部，一般几分钟后，宝宝的腹痛就会逐渐消失
安抚情绪	·如果小宝宝出现肠痉挛而哭闹，妈妈可以把宝宝抱起来，轻轻揽在怀里安抚宝宝的情绪，让宝宝有妈妈怀抱的安全感、幸福感
调节饮食	·给宝宝吃米粥、烂面条等易消化的饮食 ·不给宝宝吃含糖类高、油腻或冷饮，以免增加肠胃负担，恶化肠痉挛的发作

蛔虫病致腹痛

肚子里有蛔虫也是导致宝宝腹痛的一个常见原因，医学上称为蛔虫病，发作时宝宝脐周疼痛最为严重，疼痛时作时止，同时还会伴有恶心、腹胀、消化不良等症状。蛔虫病是小儿常见的一种肠道寄生虫病，好发于不注意饮食卫生的宝宝，食入带有感染蛔虫卵的食物，致使虫卵由口腔进入肠道，寄生繁殖而发病。

就医前的准备功课

医院选择等级

社区门诊、各级综合性医院或儿童专科医院均可

挂号科室

综合性医院：挂儿科

儿童专科医院：挂小儿消化科或小儿胃肠科

检查项目

1.便常规

便常规是确诊蛔虫病最直接、最准确的检查方法，用宝宝的粪便直接涂片检查到蛔虫卵即可确诊。

2.腹部B超检查

如果宝宝粪便不好采集或者蛔虫导致肠梗阻，做腹部B超检查，可以看到虫影和肠梗阻的进展情况。

关于检查的问答

 怎么留取合格的大便标本？

合格的大便标本可以让检查结果更准确，以下几点要注意。

（1）一定要取宝宝的新鲜粪便，一般要求大便在2小时内，大便保存时间太长，会发生化学变化，影响结果。

（2）家长在留取标本时，首先要选用一个清洁、干燥的容器，如果没有洁净器皿，也可以先留到干净的一次性保鲜膜或保鲜袋中，到医院后再用洁净不吸水的勺子或棍子等挑入大便器皿中。

（3）注意不能取纸尿裤上的大便，因为大便上有些成分会吸收到纸尿裤里面去，这样会影响检查结果的准确性。

就医时的细枝末节

怎么知道宝宝得了蛔虫病

查看宝宝大便和了解蛔虫病的临床特征，可以确定宝宝是否得了蛔虫病。

（1）从宝宝大便中直接看到蛔虫或虫卵。

（2）通过便常规检查，发现有蛔虫卵。

（3）宝宝患蛔虫病的典型表现：会说话的宝宝会说肚子疼，以脐周疼痛为主。不会说话的宝宝哭叫打滚、屈体弯腰、出冷汗、面色苍白，常伴有呕吐，甚至可以吐出蛔虫。腹痛每次发作数分钟，每天可数次发作或一次也不发作，有时能自行缓解，腹痛消失宝宝显得疲惫，然后能照常玩耍。因为蛔虫不活动了，肚子也就不痛了。得蛔虫病的患儿还有个明显的特征，就是平时吃饭很好，但仍然非常消瘦。当环境忽然改变或宝宝发烧、腹泻、饥饿及吃刺激性食物时宝宝会忽然腹痛，脐周尤其明显。

宝宝老说屁股痒，老挠肛门是不是蛔虫病

这是蛲虫病，是由于吞入感染性的蛲虫卵所致。蛲虫病一般不腹痛，以肛门瘙痒为主，夜间为重，为蛲虫的雌虫移动至肛门周围排卵所致。患儿大便多有白色线状小虫，或者夜间睡眠时肛周可见白色丝线状的虫体，小儿表现为哭闹、不安、夜惊或磨牙。

聊聊家长来不及问或医生来不及说的那些事

宝宝为什么会得蛔虫病

这和患儿的卫生习惯，尤其是饮食卫生习惯直接相关。如果宝宝饭前便后很少洗手，生吃水果时冲洗不彻底甚至不洗，就很容易得蛔虫病。下面来看看蛔虫病的传播途径。

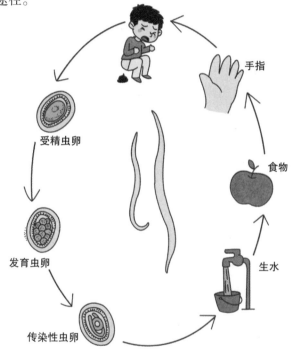

受精虫卵

发育虫卵

传染性虫卵

手指

食物

生水

蛔虫病的传染途径

宝宝得了蛔虫病为什么腹痛时作时止

腹痛是小儿蛔虫病的常见表现，因为蛔虫有时动时静的习惯，所以患儿腹痛会时痛时止，即蛔虫动的时候腹痛，静止时则不痛。脐周是小肠盘回之处，蛔虫多寄生在小肠中，所以疼痛多集中在脐周。

宝宝脸上有白斑是肚子里有虫吗

这是家长询问儿科医生最多的问题之一，认为宝宝脸上起了一些白斑，是因为肚子里有寄生虫，下面来详细分析一下宝宝脸上长白斑的情况。

家长所说的白斑，在医学上称为"白色糠疹"，是小儿最常见的皮肤白斑病，俗称"虫斑"，病因不明，可能与营养缺乏、肠寄生虫病、阳光暴晒、皮肤干燥等因素有关。白色糠疹多发生在面部，个别宝宝发生在颈部、肩部及上肢，多在春季起病，夏季加重，秋季消退。白斑数目多少不一，形状多为圆形或卵圆形，呈灰白色，直径一般3~5厘米，与正常皮肤界限不太清楚。宝宝没有轻度瘙痒、疼痛等自觉症状。

也就是说，白色糠疹有可能是肠道寄生虫造成的。如果家长担心宝宝有不清洁的进食经历，或希望清除肠道寄生虫感染，可以带宝宝到医院做大便的虫卵检查，看看是否需要服驱虫药。

另外，宝宝贫血也会出现局限性白斑，这是由于局部组织缺血引起的。很多小儿的贫血症状在宝宝出生后即可存在，也可迟至儿童时期发生。白斑多发生在面部、颈部或躯干部，大小形态不一，为淡色斑，边界清楚或不太清楚，无自觉症状，亦无特效治疗方法，给宝宝多吃调理贫血的食物慢慢调节即可。

家长看过来：宝宝脸上的白斑还有一种情况就是白癜风，它是一种后天皮肤色素脱失病，可能与遗传及自身免疫反应有关。发病时皮肤损害为纯白色，皮损可发生在身体的任何部位，多见于面部、颈部、手背、躯干、外生殖器等处。白斑可不断扩大，也有的多年处于静止状态。

由此可见，宝宝面部的白斑不一定证明肚子里面有寄生虫，还是需要带宝宝到医院检查，化验一下大便，便可明确诊断，以便对症治疗。

宝宝需要定期服驱虫药吗

有的家长老是怀疑宝宝肚子里有虫，尤其是宝宝脸上有白斑时，便常规查不出来虫卵也不放心，就定期每半年或一年给宝宝用一次驱虫药，有必要这样做吗？有不良反应吗？

严格来讲，所有用药的目的都是为了治病，即要做到有的放矢的依据性。任何药物都有不良反应，打虫药也是有毒性的。所以，如果没有蛔虫而去服用驱虫病药是没有必要的，既起不到预防蛔虫病的作用，还会让宝宝承担药物的不良反应。

☺ 就医回家，家庭护理让宝宝尽快康复

未病先防，儿科医生告诉你怎样预防

预防蛔虫病的原则就是切断蛔虫卵入口的一切机会。教育宝宝养成良好的卫生习惯，饭前、便后一定要洗干净小手。叮嘱宝宝戒掉咬指甲的不良习惯，给宝宝剪指甲。不吃生冷蔬菜和未洗净的瓜果，不喝生水，不喝不洁净的水。

儿科医生医学常识小点播，宝宝生病不用慌

宝宝得了蛔虫病怎么办

宝宝得了蛔虫病要在医生的指导下根据宝宝年龄大小给予驱虫药。如果家长自行购买驱虫药，请务必看说明书，根据宝宝的年龄购买适量的驱虫药，因为药量不够，有时不但不能把蛔虫打下来，还会惊动蛔虫向胆道、阑尾逃窜，引起更严重的病症。

常用的驱虫药有宝塔糖、肠虫清、安乐士、驱虫净等。此外，使君子、苦谏皮、槟榔、南瓜子等，也有较好的驱虫功效，下面我们了解一下驱虫的饮食疗法。

小儿蛔虫病的饮食疗法

小儿蛔虫病的治疗原则是驱虫、理气、解痉、止痛。这里刘主任和郭医生给大家推荐两个临床验方和一个食疗方，效果都非常不错。尤其是临床验方，如果宝宝吃了驱虫药不见蛔虫排出，服用此处方效果甚佳。

◎临床验方1

配方：炒使君子6克，炒榧子、槟榔各10克，鹤虱、胡黄连、香附、厚朴各6克，乌梅、甘草各3克。

制法：以上是3付药的量，用水煎服，三碗水煎成一碗水。

用法：每日服1次，3日服完。

功效：泻下、理气、宽肠，能驱除多种肠道寄生虫。

◎临床验方2

配方：苦谏皮6克，炒使君子、炒榧子和槟榔各10克，乌梅、木香、炒枳壳

各3克。

  制法：以上是3付药的量，用水煎服，三碗水煎成一碗水。

  用法：每日服1次，3日服完。

  功效：理气消积，驱虫止痛。

家长看过来：使君子有毒，故不建议3岁以内的小宝宝食用，较大儿童服用也要注意用量，并忌长期服用。如果宝宝服用后出现恶心、呕吐、头晕等中毒症状，家长可以用使君子的壳煎水代茶饮，即可解除。

◎**食疗方：炒南瓜子**

原料：南瓜子适量。

做法：洗净后晾干，用小火炒熟，去壳取仁，研成细末。

用法：服用时用开水冲饮，可加入适量蜂蜜调服。大宝宝也可以直接食用南瓜子仁。5岁以上儿童每次10~15克，5岁以下小儿每次6~9克。每日2次，连服2~3日。

功效：南瓜子最主要的药用价值就是驱虫，不仅可以驱除蛔虫，也可以驱绦虫、蛲虫等寄生虫。现代医学研究发现，南瓜子中的南瓜子氨基酸，对蛔虫有抑制作用。

妈妈这样做，宝宝好得快

护理重点	妈妈这样做
及时用药	·请医生开药方医治，也可以在药房买药
注意家居卫生	·彻底清扫家庭卫生，尤其是一些犄角旮旯的地方更要打扫干净
注意个人卫生	·不要让宝宝在比较脏的地上趴摸 ·经常给宝宝洗澡，勤给宝宝剪指甲，饭前、便后要洗手 ·将宝宝所有的衣服、床单被褥和毛巾都用开水烫并清洗一遍
注意饮食卫生	·不给宝宝吃没洗干净的食物或怀疑有污染的食物 ·宝宝的餐具要清洗干净、消毒

积食致腹痛

积食也是导致宝宝出现腹痛症状的常见原因之一。小儿积食导致的腹痛一般以左上腹部疼痛为主，宝宝多伴有腹胀、食欲不振、口气严重、呕吐、呕吐物有乳酸味等症状。小婴儿会哭闹不安，或伴有腹泻、大便奇臭。

就医前的准备功课

医院选择等级

轻度积食：在家饮食调养或服用非处方类助消化的药物

积食严重：各级综合性医院、儿童专科医院或中医门诊均可

挂号科室

综合性医院：挂儿科

儿童专科医院：挂小儿消化科或中医科

检查项目

1. 问诊

医生会询问家长宝宝的病史，比如症状持续的时间，日常表现；近期是不是吃了过多的肉食、元宵、粽子等不好消化的食物，如今的食欲情况；大便的情况，积食患儿的大便或干硬或糖稀，但味道都特别臭，类似那种酸腐的味道，等等。

2. 看舌苔

积食的小儿舌苔的中间会变厚，甚至全部变厚。如果发现宝宝舌体中间有一个硬币大小变厚的圆圈，通常认为宝宝可能出现积食了。

3. 闻口气

如果宝宝口气比较重（酸臭或腐臭等），多半是积食了，这是胃气不降，上逆口腔的异味。

4. 查体

医生会检查宝宝的肚子，看是否有腹胀、腹痛。

125

关于检查的问答

问 宝宝积食了，中医检查会更准确吗？

答 积食是宝宝吃撑了脾胃失和所致，重在调理，所以，建议优先考虑去看中医进行调理。

就医时的细枝末节

什么是积食

积食，中医也叫食积，主要是指宝宝进食过量，损伤脾胃，如宝宝吃了过多生冷、过甜、油腻的食物，胃就会发胀，肚子看起来鼓鼓的，从而出现消化不良，使食物停滞于胃肠所形成的胃肠疾患，也就是西医常说的胃肠功能紊乱，在婴幼儿中发病率很高。

怎么知道宝宝积食了

看症状
腹胀、腹痛，会说话的宝宝会说肚子疼，不排便或排便困难。

观食欲
宝宝食欲下降，吃饭没胃口，会说话的宝宝会说常常感到恶心、想吐。

看嘴唇
有积食的孩子，食物存在胃里会积滞化热，所以，如果家长发现孩子的嘴唇突然变得很红，像涂了口红似的，摸摸手脚，手心、脚心发热，甚至身上发烧，那孩子就很有可能是积食了。

闻口气
宝宝口气严重，可以明显闻出宝宝嘴里有酸腐的异味，这是胃气不降导致的。如果观察宝宝的舌苔，会发现宝宝舌苔中间会变得很厚。

查大便
家长可以观察一下宝宝的大便，如果大便次数增多，有黏连状，而且有未消化的东西拉出来，味道很臭，像腐败的臭鸡蛋味，那就说明宝宝可能是积食了。

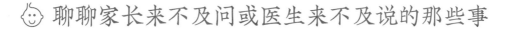
🍼 聊聊家长来不及问或医生来不及说的那些事

宝宝为什么会积食

积食是消化系统的病，必然与饮食脱不了干系，而且家长和孩子都有责任。

家长喂养不当

宝宝的胃是"橡皮胃"，不知道饥饱，家长一味纵容宝宝吃吃吃，而没有考虑到宝宝胃的容量远远小于成人，宝宝的胃就会因为容纳食物太多而受损，导致脾胃运化水谷精微的能力下降，气机升降失常而使食物积滞在胃部，导致积食。

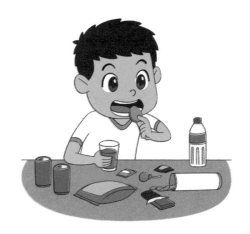

孩子自控能力差是导致小儿积食的重要原因之一

宝宝管不住嘴

婴幼儿还不具备自我控制的能力，见到喜欢吃的东西就不住嘴地吃，特别是大鱼大肉、零食、饮料等，家长没空管，孩子随便吃，结果孩子肠胃负担过重，导致积食。

同样是积食，为什么我家宝宝和邻居家开的药不一样

因为导致积食的原因不同，一般来讲，伤食和脾胃虚弱是造成积食的两大原因，我们来看看两者的不同。

伤食致积食

宝宝喂养不当，过食肉类、油炸食物、生冷食物等导致脾胃损伤。这类积食患儿前期都有食欲旺盛，爱吃过甜、过油腻等味重的食物，然后逐渐出现食欲不振、烦躁多啼、呕吐乳块或酸馊食物。治疗以健胃助消化为主。

脾胃虚弱致积食

宝宝本身脾胃消化功能不好，稍食不宜消化的食物就积食。这种积食患儿多面色萎黄、困倦无力、腹胀喜按、大便溏薄酸臭或夹有乳食餐渣。治疗以调养脾胃为主。

就医回家，家庭护理让宝宝尽快康复

未病先防，儿科医生告诉你怎样预防

（1）防止积食最重要的就是调整宝宝的饮食结构，多给宝宝吃易消化、易吸收的清淡食物，荤素搭配合理，不要一味纵容宝宝吃高热量、高脂的食物。

（2）饮食有规律，三餐定时、定量，少吃零食，不能饥一顿饱一顿，这会打乱胃肠道生物钟，影响消化功能正常运转。

（3）小宝贝的自制力不强，做父母爱宝宝但不是无条件地纵容宝宝，要帮助宝宝控制进食量，每餐七八分饱即可。

家长看过来： 对于处在哺乳期的妈妈来说，也要忌口，饮食应清淡，避免高脂肪、高蛋白饮食，否则，妈妈饮食无度，就可能导致婴儿出现"奶积"。

儿科医生医学常识小点播，宝宝生病不用慌

知晓几种常见的非处方类助消化药

小儿积食，非处方类助消化药有小儿益生菌、小儿健胃消食片、乳酶生、多酶片等。

积食的食疗小偏方

◎偏方一：糖炒山楂

原料：山楂、红糖各适量（如果宝宝有发烧的症状，可改用白糖或冰糖）。

做法：将红糖放入锅中用小火炒化，然后加入去核的山楂适量，再炒5~6分钟，闻到酸甜味即关火。

功效：饭后让宝宝吃两三个山楂，有健胃消食的功效，尤其是对于吃肉过多引起的积食，效果特别好，而且酸酸甜甜的味道宝宝也很喜欢吃。

家长看过来： 如果家长觉得操作比较麻烦，也可以用相同的材料去煮山楂水喝，不过功效可能没有直接吃糖炒山楂快。

◎偏方二：陈皮山楂水

原料：陈皮5克，干山楂10克。

做法：将陈皮、山楂分别洗净；将山楂放入锅中，加入适量清水，大火煮开，转小火煮至汤色变深；将陈皮放入锅中，再略煮一会即可。

功效：芳香、醒脾、行气，还能消食化滞。如果宝宝吃多了，出现积食气滞，如打饱嗝、嘴里有味等，喝陈皮山楂水效果最好。

◎偏方三：焦米汤

原料：大米适量。

做法：先将大米放入锅中，用小火炒成淡黄色，闻到焦米香后加水，煮成稀饭汤即可。

用法：喝米汤，一天3次，一次30～60毫升。

功效：温胃健脾，改善宝宝积食腹泻情况，焦米有燥性，不适合积食便秘者。

注意：炒大米时注意掌握火候，不宜过焦；煮米汤时多加些水，主要是喝汤。

积食的按摩疗法

（1）捏脊：让宝宝俯卧于床上，家长用双手的拇指、食指和中指捏其脊柱两侧，随捏随按，由下而上，捏3～5遍，每晚1次。

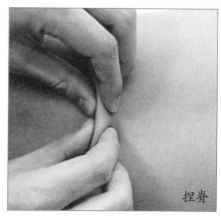

捏脊

（2）摩腹：宝宝平卧，家长用手掌掌面或食指、中指、无名指和小指并拢，在全腹做顺时针环形摩动，每次20～30分钟。

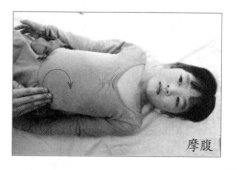

摩腹

（3）清大肠：家长一手持宝宝手，另一只手的拇指指端由虎口推至食指端，连推200次。

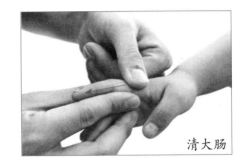

清大肠

（4）推三关：家长一手扶住宝宝的手，一手食指和中指并拢，沿着孩子前臂桡侧，自腕横纹向肘横纹方向推100~300次。

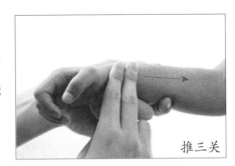

推三关

妈妈这样做，宝宝好得快

护理重点	妈妈这样做
第一步：学会"饿"宝宝	·积食最有效的办法就是帮助宝宝把积累的食物排出来，然后把宝宝的胃空一两天。其实在积食的初期，宝宝往往不需要任何药物或其他治疗，饿两顿，空空肚子，积食自然好了，即医圣张仲景说的"损谷自愈"，损谷就是少吃东西
第二步：继续节食控食	·"要想小儿安，三分饥与寒。"宝宝积食即便痊愈了，以后也最好让宝宝保持一种温饱适宜的状态。《黄帝内经》云："饮食自倍，脾胃乃伤。"小宝宝不懂得节制，有喜欢的东西就一直吃，然后就积食了
第三步：不要强迫宝宝多吃饭	·现在生活条件提高了，食物于宝宝来讲，吃好比吃饱更重要，如果宝宝吃饱了不愿意再吃，不要强逼他吃，否则又会造成积食，或者物极必反，让宝宝开始厌食、偏食

便秘致腹痛

便秘是导致宝宝腹痛的常见原因之一，便秘患儿会感觉腹痛、腹胀，同时排便次数明显减少，大便干燥、坚硬，秘结不通，排便时间间隔较久（一般 >2 天），无规律，或虽有便意但排不出大便等症状。

家长看过来：1周岁内的婴儿，尤其是母乳喂养6个月内的婴幼儿，可能1周甚至10几天才拉一次，但宝宝大便性能软，吃喝睡正常，也无排便困难，则不算便秘，俗称"攒肚"。

 ## 就医前的准备功课

♥ 医院选择等级
社区门诊、各级综合性医院或儿童专科医院

♥ 挂号科室
综合性医院：挂儿科
儿童专科医院：挂小儿消化科

检查项目

1. 问诊

医生详细询问宝宝的病史和大便规律，如患儿排便的次数、频率，粪便是否干燥、坚硬，有无排便困难和肛门疼痛，大便是否带少量血或黏液，是否伴有腹痛、腹胀、呕吐等胃肠道症状。

2. 体格检查

检查宝宝腹部可有胀气，左下腹可触到存留在乙状结肠的粪块。

3. 肛门检查

如果宝宝排便时哭闹，会说话的宝宝描述排便时肛门疼痛，医生还会进行肛门检查，看宝宝是否有肛裂、肛周皮肤感染等症状。有时便秘患儿在直肠指检后，随着肛门扩张而排出大量粪便及气体，症状也随之消失，器质性肠梗阻即可排除。

关于检查的问答

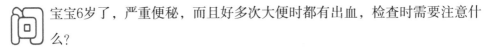

问 宝宝6岁了，严重便秘，而且好多次大便时都有出血，检查时需要注意什么？

答 引起大便出血的原因很多，如痔疮、肛裂、肛瘘等，建议最好进行肠镜检查。肠镜检查时需要空腹，就是必须把肠道清洁干净，医生通常会让宝宝在肠镜检查前进行灌肠或服用清洁肠道的药物。

问 小儿便秘为什么要做直肠指检，宝宝很怕疼，能不能不做这个检查？

答 直肠指检是医生单手（通常是右手）戴上消毒手套，食指和患儿肛门外都涂上一些液体石蜡，然后将食指伸进患儿的肛门进行检查的一种方式，有助于发现肛门与直肠病变引起的便秘症原因，如直肠肿块、痔疮、肛裂、炎症、狭窄、肛门括约肌的痉挛或松弛、坚硬的粪块堵塞和外来压迫等。有些便秘患儿可在直肠内触到坚硬的粪块，可用手指将其挖出，起到治疗作用。

家长看过来： 如果直肠指检时发现指套上染有鲜血，就要考虑小儿可能是内痔出血。另外，要注意指套上带出粪便的颜色，必要时可将指套上的粪便进行化验检查，以确定出血原因。

问 宝宝明明两天没大便，但医生说宝宝大便正常，不是便秘，怎么回事？

答 前面已经讲过了，判断宝宝便秘与否除了排便频率，还需要看大便性能，宝宝便便时是否困难。针对这位家长提到的"大便正常"，我们来讲一讲大便的性能，就是什么样的"臭臭"是正常的。

对于纯母乳喂养的宝宝来讲，由于母乳中含有丰富的寡糖，能够充分地刺激肠胃蠕动，因此大部分宝宝不会有带硬块的臭臭，也不会有明显臭味，一般呈土黄色，偶尔会微带绿色且比较稀，或呈软膏样，均匀一致，都是正常的臭臭。

吃配方奶的宝宝大便一般呈金黄色，通常会稍微干燥、粗糙些，稍硬如硬膏。

添加辅食后，随着宝宝辅食数量和种类增多，宝宝的大便开始慢慢接近成人，颜色开始变得较暗，会因食物的不同而带有不同的颜色。这些都是正常的"臭臭"的表现。

准备就医，什么情况需要及时就医

便秘是宝宝出现频率最高的病症之一，大多数小儿便秘可以通过饮食调整好，或者去门诊医生那里拿点益生菌、乳果糖、开塞露等简单治疗一下就好。但如果宝宝出现下列情况，建议立即就医。

1周岁内的婴儿喂养、消化等问题所导致的便秘

1周岁内的宝宝基本还是以奶为主，出现便秘的概率比较小。如果宝宝的大便呈硬球或硬块状，颜色发黑，或者便中带血，宝宝大便时不停地哭，可能是排便疼痛造成的。尤其是宝宝开始伴随排便哭闹不停时，便秘多日又出现腹胀、腹痛、呕吐并伴发烧，应及时去就医，以防肠梗阻发生。

先天性疾病导致的便秘

这种便秘的特征是宝宝从出生后就一直便秘。怀疑是先天性疾病所致的器质性便秘使肠壁及腹壁肌肉松弛，大便不易排出。最为常见的有先天性巨结肠、先天性无肛门或肛门狭窄、先天性甲状腺功能低下。

☺ 就医时的细枝末节

怎么知道宝宝便秘了

我们前面讲了，宝宝排便间隔时间长并不是判断宝宝便秘的标准，因为每个宝宝都有自己的排便习惯，所以，排便的频率和次数就有很大的差异，一般两三天排一次便，或者一天排二三次便，都是正常的。如果是新生儿，那排便次数就更多了，母乳喂养的婴儿每天大便2~5次，有时可达7~8次；人工喂养的婴儿每天至少大便1次。

因此，只要宝宝不感到排便困难，并且宝宝的食欲、全身状态及体重增加等均无异常，家长就不需要担心，也不需要处理。那么，孩子出现什么情况才算便秘呢？具体要怎么判断呢？大家可以通过下面的表格来了解一下。

观察重点	便秘的症状表现
大便的次数	宝宝大便的次数比平时减少，尤其是3天以上都没有大便
大便的量	大便量少，虽有便意，但大便难以排出
大便的质地	大便异常干燥，有时呈羊粪球样，落地"邦邦"有声；有时呈麻花状，非常硬；有时非常粗，比大人的大便还粗，甚至肛门被撑破的情况
排便时是否费力	排便时会显得很费力，小脸憋得通红，表情痛苦，小婴儿哭闹不止，大宝宝会说肛门疼、屁股痛，甚至会导致肛裂出血
是否腹胀	腹部胀满，敲一敲会嘣嘣响，大点的宝宝会喊肚子痛
宝宝的食欲	吃得比原来少，没胃口，甚至呕吐，有口气
精神状态	容易烦躁，爱发脾气

宝宝便秘有哪些危害

民间虽有"十人九秘"的说法，但小儿便秘不同于大人，因为宝宝的各个组织器官还未发育成熟，便秘会引起比大人更严重的危害。

引起肛裂

肛裂最明显的表现就是宝宝的大便有鲜血或血丝，宝宝在排便时因为肛裂造成的疼痛会哭闹不停或喊疼。干燥的大便很可能让宝宝娇嫩的肛门口发生撕裂伤，此时宝宝就会疼痛难忍，惧怕排便，从而加重便秘，形成恶性循环。

可致宝宝遗尿

由于便秘，膨胀的直肠压迫膀胱壁，从而导致膀胱的容量相应减少。积聚在直肠部位的粪块还会刺激膀胱，使得膀胱肌肉不可控制地引起收缩，从而使宝宝发生遗尿。

影响智力发育

便秘时积滞于肠道内的食物发酵腐败，产生的有害气体和毒素经吸收到达人脑，不仅影响宝宝的记忆力，而且还影响宝宝的思维能力。

☺ 聊聊家长来不及问或医生来不及说的那些事

引起宝宝便秘的原因有哪些

小儿便秘按照病因，可分为器质性便秘和功能性便秘两种。器质性便秘主要是因为身体某一器官功能发生病变，从而引起小儿便秘。功能性便秘则多与小儿的身体素质和饮食习惯有关。

脾胃虚弱

中医认为，脾主肌肉，肠道的蠕动也要靠肠道肌肉的力量，但小儿天生脾胃虚弱，如果家长再不知道如何养护宝宝的脾胃，宝宝的脾胃功能会更差。这样一来，大肠的传导功能失常，那么消化后的食物残渣等就会停滞在大肠内，而形成便秘。这类便秘在中医里叫虚证便秘，它和实证便秘不同，粪质并不干硬，宝宝也有便意，但就是排不出来，要费很大的力气。

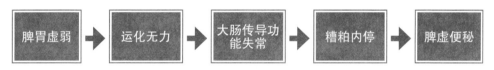

脾胃虚弱 ➡ 运化无力 ➡ 大肠传导功能失常 ➡ 槽粕内停 ➡ 脾虚便秘

不喝水

宝宝不喝水就会便秘，只有多喝水才可以刺激肠道的蠕动并软化大便。

食物太精致，宝宝易便秘

家长老担心宝宝吃不好或者粗糙的食物宝宝不爱吃或不好咀嚼，米是精米，面是精面，却不知吃得过于精细，摄入粗纤维过少，肠蠕动也就少了。

爱吃肉和零食

便秘的宝宝有个普遍的爱好，就是爱吃肉爱吃零食，不爱吃蔬菜水果。蔬果是纤维素的重要来源，能够帮助胃肠蠕动，使粪便易于排出。

钙铁锌等营养素补充过量

家长总担心宝宝缺钙、锌、铁等营养素，就给宝宝买钙锌含片、葡萄糖酸钙等补充。其实如果宝宝的饮奶量足够，辅食也吃得比较全面，就无需再额外填补这些营养素。一般营养素添加剂都有"助火"的功效，宝宝吃了容易大便干燥而引起便秘。

精神紧张或贪玩

刚刚入托或入学的宝宝，在陌生的环境中会经常紧张，生活的适应能力较低，语言表达能力有限，加之贪玩不及时去排便，久而久之，就使便意受到抑制，大量的大便长久撑胀直肠，水分被吸收近干，排便就变得困难疼痛。

为什么喝奶粉的婴幼儿容易便秘

大家可能发现了，1周岁以内的婴儿便秘，大都是配方奶粉喂养或混合喂养的宝宝，纯母乳喂养的婴儿很少便秘。这是为什么呢？这可能与家长冲调奶粉方式不当、宝宝摄取水分不足、喝奶量太少导致粪便残渣太少等相关。此外，家长为宝宝挑选婴儿奶粉时，应避免含有棕榈油、全脂奶粉或乳脂等成分的宝宝奶粉，因为这些物质和奶粉中钙融合会形成钙皂，造成粪便过硬，故而引起便秘。

家长看过来： 喝奶粉的宝宝，家长每天要多给宝宝喂水，可以少量多次地喂；添加辅食时，注意给宝宝添加菠菜、卷心菜、黄瓜、芥菜等青菜，蔬菜中所含的大量纤维素等，可以促进肠蠕动，达到通便的目的。

都说香蕉通便，为啥我家宝宝吃香蕉后便秘反而更严重了

香蕉有润肠通便的作用，故宝宝一便秘，家长就给宝宝吃香蕉，但事实是不少宝宝（尤其是2岁以内的宝宝）吃香蕉后便秘越来越严重了。因为并不是所有的香蕉都有润肠通便的功效。

香蕉润肠的功效是因为它含有丰富的膳食纤维，其很大一部分不会被消化和吸收，但能使粪便的容积量增大，并促进肠蠕动。同时，香蕉的含糖量超过15%，且含有大量水溶性的植物纤维，能引起高渗性的胃肠液分泌，从而将水分吸附到固体部分，使粪便变软而易排出。

然而，香蕉的这些功效只有熟透的香蕉才具有，生香蕉可能会起到反作用。生香蕉含有较多的鞣酸，不仅对消化道有收敛作用，还会抑制胃肠液分泌并抑制其蠕动，如摄入过多就会引起便秘或加重便秘。所以，如果香蕉没有熟透，是不能用于润肠通便的。

需要提醒的是，生香蕉可不单单指那些表皮青绿色的生香蕉，有的香蕉外表很黄，但吃起来却肉质发硬，甚至有些发涩，也是没有熟透的香蕉。

☺就医回家，家庭护理让宝宝尽快康复

未病先防，儿科医生告诉你怎样预防

（1）科学喂养，正确添加辅食。配方奶粉喂养或混合喂养的婴幼儿，冲调奶粉时一定要按说明的水奶比例去冲调，切忌因担心宝宝饿而冲调得过稠，并及时给宝宝喝水；开始添加辅食时，一定要遵循从一种到多种、从少到多的原则去添加，因为婴儿在接受新食物时也容易出现便秘。

（2）养成定时排便的习惯。一般到2岁左右，家长可以有意识地去训练宝宝定时排便的习惯，排便的环境和姿势要尽量方便宝宝，如用宝宝便盆，让排便很舒适。

（3）适度运动。运动不仅可以促进胃肠蠕动，预防便秘，还可以增强体质。

（4）养成喝白开水的习惯。白开水是最好的饮品，让宝宝从小养成喝白开水的习惯，是预防便秘乃至预防很多疾病的重要一步。

儿科医生医学常识小点播，宝宝生病不用慌

婴幼儿便秘的常用药物

对于1周岁以内的婴幼儿，儿科医生一般推荐用食疗法或腹部按摩法。当食疗和按摩法效果不明显，或者宝宝便秘比较严重时，医生才会推荐药物治疗。月龄较小的婴儿会推荐用益生菌或乳果糖口服液，益生菌购买时请注意儿童型和婴幼儿型的区分；对于稍微大些的宝宝，则有小儿七珍丹、果导片、开塞露等。

实证（积热）便秘这样做

实证便秘的特点：大便干燥，坚硬如羊粪蛋儿，宝宝排便困难，可伴有口臭、腹胀、腹痛、手足心热等症状，舌红苔黄。

治则：清热润肠。

◎食疗方：蒲公英水

即取蒲公英煎水喝。1周岁以上的宝宝用10克蒲公英，每加1岁就增10克，最高加到60克蒲公英为最大量。先用水将蒲公英浸泡10分钟，然后大火烧开，转小火煎15分钟即成（不好喂服的宝宝可以酌情加适量白糖或冰糖）。3岁以内

的宝宝每次喝50毫升，一天2次，每大1岁加10毫升。

◎推拿法

第一步：按揉中脘穴和天枢穴各100圈。中脘穴位于腹部正中线上，胸骨下端和肚脐连接线的中点即是中脘穴，按揉中脘穴可理气和胃，主治腹胀腹痛、便秘；天枢穴位于腹部，肚脐左右旁开三横指处。

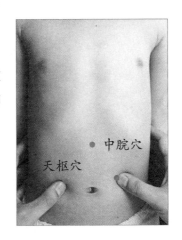

第二步：清大肠200次。大肠穴位于食指桡侧缘，自指尖至指根成一直线，属线型穴位。操作时，家长用拇指指腹从宝宝食指下方的虎口推向食指端。可清利大肠湿热，有清热通便之效，可治疗便秘。

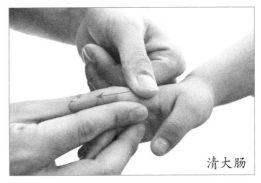

清大肠

第三步：摩腹150～200圈。一定要顺时针方向去按摩，同时用手指拨揉左小腹部（相当于降结肠部位）的硬块处10次，以加强大肠的蠕动。

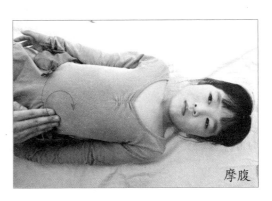

摩腹

虚症便秘这样做

虚症便秘的特点：宝宝每天或隔天都有大便，但排便困难，每次用很大力气才能便出，大便干结或涩滞不爽，或者形状软烂，容易黏腻在马桶上，或常有便意但解不出大便。

治则：虚则补之，健脾补气。

◎食疗方：萝卜籽水或橘皮蜂蜜水

萝卜籽水即取萝卜籽15克左右，炒黄研成细粉，加适量白糖，开水冲服，每日分1~2次服用。可以健脾补气，缓解虚症便秘。橘皮蜂蜜水即将橘皮洗净，切细丝，加白糖煮沸，晾凉后加入适量蜂蜜，每日2次，也可解除便秘之苦。

◎推拿法

在实证便秘推拿的基础上再加上补脾经300~500次。

补脾经：脾经位于拇指的指腹螺纹面上。家长一手握住宝宝的拇指以外的其他四指，用另一手拇指指腹旋

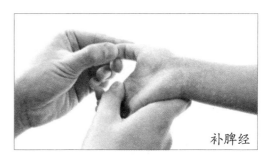

补脾经

转按摩宝宝的拇指螺纹面，边按摩边向指根方向推，连推300~500次。

妈妈这样做，宝宝好得快

护理重点	妈妈这样做
饮食调理	·1岁以下的小宝宝：让宝宝空腹少喝少量蜂蜜水，或者在奶里加少量糖，到4~6个月需要添加辅食的时候，及时、科学地添加辅食 ·1岁以上的宝宝：让宝宝多吃新鲜蔬菜、水果和粗粮，如香蕉、橘子、藕、白菜、韭菜、玉米、燕麦等，可促进胃肠蠕动，起到润肠、预防便秘的作用
定时排便	·妈妈可以把早餐后1小时作为宝宝固定的排便时间，开始时，妈妈可以陪伴宝宝排便，每次10分钟左右，让渐渐养成定时如厕的习惯 ·如厕前可给宝宝喝杯果汁或温蜂蜜水润润肠 ·注意室内温度以及便盆的舒适度，以免使宝宝对坐盆产生厌烦或不适感
保证宝宝的活动量	·不能独立行走、爬行的小宝宝，妈妈要多抱抱他或给他揉揉小肚子 ·会走会跑了以后，妈妈可以引导宝宝多做些散步、跑、跳之类的有氧运动

胃炎致腹痛

胃炎是指由各种原因引起的胃黏膜炎症改变，反复腹痛是小儿胃炎临床常见的症状，小儿对疼痛的部位表达不清，泛指脐周或脐上痛，往往伴有呕吐、恶心、食欲缺乏、腹胀、嗳气等症状。

就医前的准备功课

 医院选择等级

社区门诊、各级综合性医院或儿童专科医院均可

 挂号科室

综合性医院：挂儿科
儿童专科医院：挂消化内科

检查项目

1.急性胃炎

（1）问诊：医生会详细询问家长关于患儿的症状表现，据此作出初步诊断。

（2）实验室检查：感染因素引起的胃炎患儿末梢血白细胞计数一般轻度增高，中性粒细胞比例增高；伴肠炎的患儿，大便常规检查可见少量黏液及红细胞、白细胞，大便培养可检出病原菌。

（3）辅助检查：必要时，医生会建议做胃镜检查，可见胃黏膜明显充血、水肿，有时见糜烂及出血点，黏膜表面覆盖黏稠的炎性渗出物和黏液。

2.慢性胃炎

（1）问诊：医生会仔细询问患儿的病史，如发病的时间、症状表现、生活及饮食习惯、以往用药情况等，由此作出初步诊断。

（2）胃镜检查：观察胃黏膜的状态，可同时取活体标本进行组织学和细菌学检查，胃镜检查为确诊慢性胃炎的首选方法。

（3）实验室检查：测定胃酸及胃蛋白酶的分泌量，一般浅表性胃炎胃酸和胃蛋白酶分泌量正常或偏低，萎缩性胃炎则明显降低，甚至缺失。另外，还需进行幽门螺杆菌检测，可以明确病因，并指导治疗。

关于检查的问答

问 宝宝患了慢性胃炎，一定要做幽门螺杆菌检测吗？有哪些方法适合宝宝检测幽门螺杆菌？

答 据临床数据统计，小儿慢性胃炎有很大一部分是由幽门螺杆菌引起的，所以，当宝宝出现腹痛、胃胀、泛酸等慢性胃炎症状时，有必要进行幽门螺杆菌检测。适合宝宝的幽门螺杆菌感染的检测方法有以下几种。

检测方法	操作方法	要求及特点
尿素酶试验	将活体标本放入含有尿素和酚红的试剂中，观察试剂颜色，若试剂变红，则说明标本中含有幽门螺杆菌，颜色越深、变色越快表示感染数量越多	·适用于首次胃镜检查，有创检查，不适合复查 ·快速、简便、实用，敏感性及特异性达90%以上
碳13尿素呼气试验	让患儿口服用同位素13C标记的尿素，然后测定呼出气中的13C峰度，来进行确诊	·检查时需空腹，且患儿1个月内未服用抗生素，否则会降低检出率 ·快速、无副作用，敏感性及特异性达95%以上
唾液测试板检测	取患儿唾液置于试杯内，并滴加缓冲液充分混匀后，滴入唾液测试板的加样窗口，5~15分钟观察结果	·在测试前，患儿1小时内除白水外不能进食其他食物 ·唾液取样后，必须在5分钟内测定 ·简单，安全，准确率高

就医时的细枝末节

胃炎的临床表现有哪些

胃炎种类	主要症状	其他症状
急性胃炎	起病一般都比较急，表现为上腹部饱胀、疼痛、嗳气、恶心、呕吐和食欲减退等，呕吐物可带血或呈咖啡色	·病情严重者也可发生较多出血，表现为呕血和黑便 ·感染引起者常伴发烧等症状 ·呕吐严重者可引起脱水、酸中毒
慢性胃炎	反复发作、无规律的上腹部或脐周疼痛，部分患儿部位不固定，经常出现于进食过程中或餐后，轻者为间歇性隐痛或钝痛，严重者为剧烈绞痛	·常伴有厌食、恶心、呕吐、腹胀、反酸、打嗝等症状 ·胃黏膜糜烂者可伴有呕血、黑便 ·病程较长的患儿可有贫血、消瘦等表现 ·小婴儿还可表现为慢性腹泻和营养不良

聊聊家长来不及问或医生来不及说的那些事

引起小儿胃炎的原因有哪些

病因	致病原理
细菌感染	宝宝摄入被细菌、毒素污染的食物，或感染了幽门螺杆菌
化学因素	如水杨酸类药物（阿司匹林）、糖皮质激素、某些抗生素等，都可能损害胃黏膜而引起胃炎
不良的饮食习惯	食物过冷、过热、过酸、过辣、过咸或经常暴饮暴食、饮食无规律等，均可损伤胃黏膜，引起炎症
蛋白过敏	婴幼儿如果对某种奶制品或含奶辅食过敏，也可引起胃黏膜糜烂，形成急性胃炎
精神因素	情绪上的不安和急躁，持续精神紧张、压力过大等，容易刺激胃黏膜，导致胃炎发作

为什么说幽门螺杆菌是胃病的"罪魁祸首"

幽门螺杆菌是小儿胃炎的一个重要致病原因，那它到底是什么东西？就这么可怕吗？幽门螺杆菌是一种螺旋形、微厌氧的革兰阴性杆菌，生命力很顽强，连胃酸都不怕。幽门螺杆菌平时可存在于口腔的牙垢和牙结石中，当机体抗病能力下降时，幽门螺杆菌就会随着唾液及食物进入胃内，引起胃黏膜发炎，进一步导致胃肠炎及溃疡，时间长了，还能诱发胃肠上皮细胞癌变。所以，临床认为幽门螺杆菌是胃炎、胃溃疡等常见胃病的"罪魁祸首"，必须积极防治。

婴幼儿是如何感染上幽门螺杆菌的

婴幼儿感染幽门螺杆菌主要有两个途径。

口 - 口传播

感染幽门螺杆菌的大人将食物咀嚼后喂给宝宝；和宝宝用同一套餐具一起吃饭；用自己用过的筷子、勺子等给宝宝添菜；和宝宝共用一个水杯喝水，大人对嘴喝完，接着给宝宝喝……通过这些"亲密接触"，幽门螺杆菌就可能会借着唾液传染给宝宝。

粪 - 口传播

带有幽门螺杆菌的粪便，污染了土壤、水、蔬菜、水果等，宝宝从外面玩不洗手就吃东西，喝生水或生吃没有洗净的蔬菜和水果等，幽门螺杆菌就有可能趁机而入，找上宝宝。

幽门螺杆菌感染需要治疗吗？如何知道治疗效果

对感染幽门螺杆菌的宝宝来说，如果伴有明显的腹痛、恶心、呕吐、腹胀、反酸等消化道症状，应该进行抗幽门螺杆菌治疗。治疗方法主要是服用抗幽门螺杆菌的药物，目前不提倡用单一的抗菌药物，因为它的治愈率较低，且易产生耐药性，所以常需联合用药以达到根治的目的。

幽门螺杆菌感染的治疗效果，应根据幽门螺杆菌的根除率来判断，通常在治疗终止后至少1个月后，通过实验室检查，证实无细菌生长，就说明治疗效果很好。

就医回家，家庭护理让宝宝尽快康复

未病先防，儿科医生告诉你怎样预防

注意饮食

让宝宝定时规律进食，避免给宝宝吃过酸、过辣等刺激性食物及生冷不易消化的食物；进食时要让宝宝细嚼慢咽，有利于食物的消化，减少对胃黏膜的刺激。

慎用药物

婴幼儿用药最好都遵医嘱服用，尤其是对胃黏膜有损伤的药物，都应慎用、忌用。

注意口腔清洁卫生

家长要注意帮小宝宝做好口腔的清洁卫生，大点的宝宝要勤刷牙，消除藏在牙垢中的幽门螺杆菌；给宝宝专门的餐具，家长切忌口对口喂宝宝吃东西。

重视宝宝的情绪

家长有时间多陪陪宝宝，避免宝宝情绪紧张、压力过大。

儿科医生医学常识小点播，宝宝生病不用慌

中医按摩有助胃炎康复

如果宝宝患的是慢性胃炎，家长可通过按摩来帮助宝宝缓解症状。

（1）摩腹：让患儿仰卧，放松腹部，家长用手掌掌面或食指、中指、无名指或小指并拢，在全腹按顺时针方向摩揉患儿腹部50次，再逆时针摩揉50次，以皮肤发热为度。如果是大点的宝宝，也可让宝宝自己按摩。此法可健脾和胃，有效改善慢性胃炎引起的消化不良等症。

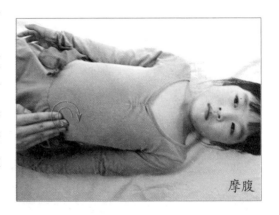

摩腹

（2）按揉足三里：家长用拇指指端按揉宝宝的足三里穴，每次按揉2～3分钟，稍用力，以宝宝感觉酸痛为度。足三里是强健脾胃的要穴，位于小腿前外侧，犊鼻穴下3寸，距胫骨前嵴1横指处，每天坚持为宝宝按摩几分钟，可以健脾和胃，调理脾胃疾病。

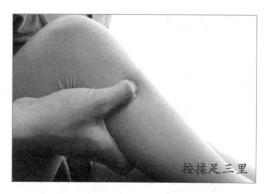

按揉足三里

得了胃炎，饮食要注意哪些问题

胃炎种类	饮食原则	饮食禁忌
急性胃炎	·腹痛明显或持续性呕吐者，禁食，卧床休息，由静脉输液补充水分和电解质 ·腹痛、呕吐减少后，可采用流食，如米汤、稀藕粉、鸡蛋汤等 ·腹痛、呕吐停止后，可选择清淡少渣的半流食，如薄面片汤、肉末粥、碎菜粥等，并逐步过渡到软食和普通饮食 ·注意少食多餐，以减小胃部负担和对黏膜的刺激	·忌食粗粮、杂豆、粗纤维食物 ·忌食刺激性强的食物、饮料和调味品等 ·忌食油炸、熏烤、辛辣、生冷食物 ·忌食鱼肉、羊肉和牛肉等 ·伴肠炎腹泻者，忌食蔗糖、牛奶、豆奶及豆制品
慢性胃炎	·多吃高蛋白、高维生素的新鲜食物，以防止贫血和营养不良 ·宜选用质地柔软、易消化的食物，减轻对胃肠黏膜的刺激 ·当胃酸分泌过多时，可喝牛奶、豆浆等以中和胃酸；当胃酸分泌减少时，可吃一些带酸味的水果或果汁，如山楂、橘子等，以刺激胃液的分泌，帮助消化 ·饮食宜清淡、有规律，要做到少量多餐、细嚼慢咽、定时定量，不暴饮暴食	·忌食油炸、熏烤、辛辣、生冷食物 ·忌食刺激性强的食物、饮料和调味品等

妈妈这样做，宝宝好得快

护理重点	妈妈这样做
饮食养胃	·饮食有规律，不要饥一顿饱一顿，坚持"早吃好、午吃饱、晚吃少"的饮食习惯 ·饮食要适量，以七八分饱为宜，必要时少食多餐 ·饮食温度适宜，忌食生冷、过甜、过酸或辛辣刺激性食物，以免胃炎反复发作 ·注意营养：胃炎患儿消化吸收功能相对较差，因此，饮食应尽量选用新鲜、易消化且营养丰富的食物，尤其要保证足够的蛋白质、维生素和铁质的摄入 ·让宝宝细嚼慢咽，每餐以20~30分钟为宜，每一口都要细细地咀嚼，也可以给宝宝选一个小点儿的勺子，以帮助宝宝减慢吃饭速度 ·切勿让患儿一次性大量饮水，应采用少量多饮的方法
避免伤胃药物	·慎用解热镇痛抗炎类药物，如阿司匹林、对乙酰氨基酚、布洛芬、保泰松等 ·慎用糖皮质激素类药物，如强的松、地塞米松、可的松等 ·抗生素类药物不能滥用，一定要遵医嘱
调节情绪	·给宝宝提供一个快乐的生活环境，不要给宝宝太大的压力，不要总是让宝宝感到焦虑、紧张、压抑 ·想办法让宝宝变得开朗、愉快，比如给宝宝听些轻快柔和的乐曲，陪宝宝做游戏、讲故事等
起居调摄	·注意胃脘部的保暖，冬季出门要给宝宝多穿点；夏天睡觉，也要给宝宝的肚子上盖上薄巾，避免受寒 ·不要长时间吹电扇和空调，以免受寒 ·吃饱后不要立即睡觉，最好休息半小时再睡，否则容易延长胃的排空时间，影响胃的消化功能
运动健胃	·饭后散步：吃完饭休息10分钟，然后带宝宝去散散步，可以是单纯地走路，也可以一边走路，一边摩腹，每次15~20分钟，有助于增强脾胃功能、促进消化 ·多带宝宝做些户外运动，如骑车、跑步等，可促进胃肠蠕动，增强消化功能

肠炎致腹痛

小儿肠炎又称小儿感染性腹泻病，一般指由于病毒或细菌感染所致的肠道炎症，俗称"拉肚子"，它也是导致宝宝腹痛的原因之一。肠炎患儿首先会感觉腹痛，中上腹部或脐周有压痛，有肠鸣音，然后会出现腹泻、稀水便或黏液脓血便等症状，部分患儿可有发烧、呕吐、里急后重等症状，严重者会出现脱水。

 ## 就医前的准备功课

 ### 医院选择等级
社区门诊或各级综合性医院、儿童专科医院均可

挂号科室
综合性医院：挂儿科
儿童专科医院：挂小儿消化科或小儿胃肠科

检查项目

1.问诊

医生会询问家长患儿的症状表现，如是否腹痛、腹泻的次数、大便性状、是否发烧或呕吐、饮食情况等，根据这些信息，基本就可以确诊肠炎。

2.查体

中上腹部有压痛，肠鸣音增强。

3.实验室检查

大便镜检可有脂肪球或少量白细胞、红细胞，大便病原体检查可有致病性大肠杆菌或病毒检查阳性等。如果患儿发烧，大便中有脓血，医生会要求做大便培养，看有无细菌感染。有脱水症状需要补液治疗时，医生会要求做抽血检查，怀疑严重脱水的患儿还应注意监测电解质和肾功能。

关于检查的问答

问 小宝宝拉稀，大便带黏液和少许血丝，是不是细菌性痢疾？

答 不一定。小儿大便中的黏液血丝是由于肠黏膜发生糜烂、脱落导致的，而造成肠黏膜坏死脱落的原因可能是痢疾杆菌或食物过敏等，所以不能把这种黏液血便作为细菌性痢疾的判定标准。

就医时的细枝末节

连续拉肚子一定是肠炎吗

不一定。因为一些感染性疾病，如感冒、中耳炎、肺炎、泌尿道感染等，也会伴有腹泻症状。所以，家长一定要学会鉴别肠炎。

（1）以胃肠道症状为主：中上腹部或脐周有压痛，有肠鸣音、里急后重等症状；腹泻，轻症每天大便3~10次，重症可达到10次以上，大便为水样、含有少量黏液，也可有血便；常有溢乳或呕吐、食欲不振等症状。

（2）全身症状：轻症患全身症状比较轻微，多于数日内痊愈；重症患儿会伴有发烧、脱水、酸中毒、休克等症状，严重者可导致死亡。

怎样判断肠炎患儿脱水的程度

项目	轻度	中度	重度
精神状态	无明显改变	烦躁或萎靡	昏睡或昏迷
尿量	略减少	明显减少	少尿或无尿
皮肤弹性	稍差	差	极差
眼窝及前囟凹陷	轻度	明显	极明显
酸中毒（口唇发红，呼吸深长）	无	有	严重
失水占体重百分比	5%以下	5%~10%	10%以上

☺ 聊聊家长来不及问或医生来不及说的那些事

小儿肠炎的常见原因是什么？怎么辨别

引起小儿肠炎的原因主要是病毒或细菌感染，它们的症状表现是不同的，家长了解之后，就可以初步判断是什么原因导致的肠炎了。

肠炎病因	常见病毒或细菌	症状表现	处理对策
病毒感染	轮状病毒、柯萨奇病毒、星状病毒等，以轮状病毒感染最为多见	以轮状病毒感染为例，这种感染多见于秋冬季，起病急，初期常伴有感冒症状，如咳嗽、鼻塞、流涕等，多以高烧和呕吐起病，紧接着出现严重的水样便腹泻，极容易出现脱水	可自愈，注意补液防脱水，必要时住院治疗
细菌感染	致病性大肠杆菌、沙门菌、痢疾杆菌、金黄色葡萄球菌等	多发生于炎热的夏季，主要特征是拉脓血便，同时伴有发烧、腹痛、里急后重等症状	预防脱水，使用抗生素治疗

宝宝得了肠炎，一定要用抗生素治疗吗

有的家长一看宝宝得了肠炎，连续腹泻，就会要求医生给宝宝使用抗生素，其实这是错误的。因为抗生素的作用就是杀菌，所以，如果是细菌感染所致的肠炎，就需要应用抗生素治疗。但如果是病毒感染所致的肠炎，就没必要用了。病毒性肠炎是一种自限性疾病，多数患儿在1周左右会自然止泻，无特效药治疗，也不需要抗生素治疗。如果滥用抗生素的话，可能引起菌群紊乱，导致宝宝的抵抗力降低等。

家长看过来：不要自己决定是否用抗生素，抗生素是处方药，必须经过医生的判断才能使用；抗生素的使用应以适量为准则，不能多用，也不能自己停药或减量；能用口服抗生素时，尽量不选择针剂抗生素。

就医回家，家庭护理让宝宝尽快康复

未病先防，儿科医生告诉你怎样预防

（1）养成良好的卫生习惯。大人、宝宝都要养成勤洗手的习惯，尤其饭前、便后要用肥皂洗手；大人不要用自己的嘴去试食物的温度，更不要嚼食物给宝宝吃，以免传染细菌；宝宝的餐具、玩具等用品要注意清洗、消毒；1岁以下的婴儿，最好不要随便让外人抱或亲吻。

（2）注意饮食卫生。宝宝吃的食物要新鲜，不要给宝宝食用过期食品或疑似被感染的食品，尤其是夏季，不吃隔夜饭；不吃生冷食物，要喝开水；蔬菜水果要彻底清洗，能削皮的一定削皮后再给宝宝吃。

（3）注意家庭卫生。居室经常通风，杀灭苍蝇、蟑螂，做好家居环境清洁。

（4）多锻炼身体，增强体质，保持充足的睡眠和丰富的营养。

（5）接种轮状病毒减毒活疫苗，可预防秋季腹泻，宝宝3岁以前1年接种1次，一般接种2周后疫苗就开始起效，保护率可达75%～80%。

儿科医生医学常识小点播，宝宝生病不用慌

小儿肠炎的食疗方

◎食疗方1：胡萝卜汁

原料：胡萝卜1根，白糖适量。

做法：将胡萝卜洗净，切小块，放入锅中加水煮烂后滤汁，然后加水（按500克胡萝卜加1000毫升水的比例）、加糖煮开即可。

功效：胡萝卜中含有的果胶能促使大便成形，吸附肠黏膜上的细菌和毒素，有利于缓解腹泻。

◎食疗方2：炒米米汤

原料：免洗大米50克。

做法：炒锅置火上，放入大米翻炒，炒至又黄又焦；汤锅置火上，加水500毫升，放入炒米煮汤；待米汤煮成黄色的时候即可关火，滤出米汤，凉一下即可饮用。

功效：大米在炒制的过程中，米里所含的淀粉全部被破坏、分解，变成了活性炭，因此，炒米米汤较易于消化，有收敛作用，对肠炎患儿有利。

◎食疗方3：蒸苹果泥

原料：苹果1个。

做法：苹果洗净后，去皮，切薄片，放入小碗中，加盖；蒸锅内加水，大火烧开后，放入苹果，隔水蒸5分钟后关火；稍稍冷却后，用勺捣成泥状即可食用。

功效：苹果中含有丰富的果胶，蒸熟后既可吸收细菌和毒素，还有收敛止泻的作用，有助于肠炎患儿病情恢复。

妈妈这样做，宝宝好得快

护理重点	妈妈这样做
及时补液	·给宝宝补充足够的水分，也可以让宝宝喝点淡盐水，如果发现宝宝脱水了，要立刻使用口服补液盐，具体方法参照第二章"胃肠炎脱水致发烧"的内容
调整饮食	·腹泻次数不多，可不用禁食，婴儿可正常哺乳；如果腹泻严重则需短暂禁食，但不禁水，病情好转后再进食，以母乳喂养的婴儿继续哺乳，暂停辅食 ·病情稳定后，饮食要从流质→半流质→软饭→正常饮食，逐渐过渡，并注意少量多餐，一开始不要吃得过多，以防加重病情 ·选择富有营养又有止泻作用的食物，如胡萝卜、苹果、山药、土豆等 ·忌食生冷、油腻、高糖、腌制、辛辣等不宜消化的食物，以及含粗纤维过多的食物，如韭菜、芹菜、菠菜等
注意消毒	·患儿用过的便盆、尿布以及被污染过的衣物、床单等用品，都要及时清洗干净并进行消毒处理，以免反复感染或传染给其他人

续表

护理重点	妈妈这样做
护理好臀部	·患儿每次大便后，家长要把宝宝整个屁股及外阴部冲洗干净，用清洁干燥的软毛巾吸干水分，涂上护臀膏，再换上清洁、柔软的尿布 ·在天气暖和的季节，也可以暴露臀部，给小屁股晒晒太阳 ·如果已经形成红臀，可涂鞣酸软膏、金霉素软膏或鱼肝油等
注意腹部保暖	·若腹部着凉会加重腹泻症状
观察病情变化	·记录腹泻的次数 ·观察大便的性状，如大便的颜色、水分多少、有无黏液及脓血等，如果是水样便，每次大便的量很多，或者用肉眼就可以看见黏液或血丝，应立即就医 ·观察宝宝的精神状态，主要是与之前对比，是否活跃、烦躁、嗜睡等 ·小便的频率及尿量的多少；是否口唇干燥、口渴；皮肤的弹性，尤其是肚脐附近的皮肤，如果捏起来再放开，皮肤能迅速复原就是正常，如果皮肤展开很慢就说明宝宝脱水了，要立即补液或送医

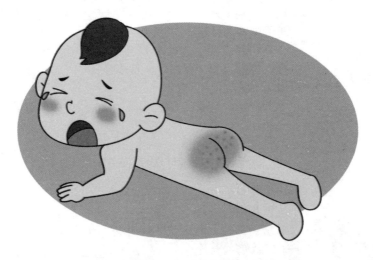

及时给肠炎患儿清洗臀部，避免红屁股

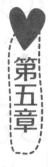

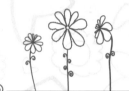

第五章

宝宝皮肤出疹、长痘、瘙痒，这是为什么？该怎么办

宝宝皮肤娇嫩，免疫功能差，对细菌、病毒和过敏原都非常敏感，容易出现皮疹、长痘、瘙痒或红肿等皮肤问题，家长要学会根据症状，辨别病因，以便采取正确的防治措施。例如，宝宝皮肤出现斑丘疹，可能是风疹或麻疹；很痒的风团样皮疹，为荨麻疹；粟米样丘疹、丘疱疹，剧烈瘙痒，多为湿疹；热退疹出则是幼儿急疹；手、足、口腔及肛周有疱疹，为手足口病……

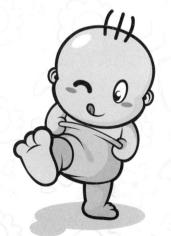

宝宝皮肤问题的常见原因

皮肤表面的症状表现不同，致病原因也不一样，下面我们就一起来看一看，都有哪些疾病会导致皮疹、长痘、瘙痒、红肿等皮肤问题，找到病因，才能及时调治，让宝宝尽快恢复健康。

风疹会导致皮肤斑丘疹

风疹的前期与感冒症状类似，如低烧或中度发烧、咳嗽、打喷嚏、流涕等，通常发烧1~2天后出现皮肤斑丘疹，然后迅速蔓延，持续1~3天后消退，常伴有耳后、枕部淋巴结肿大。

麻疹会导致麻疹黏膜斑、皮肤红色斑丘疹

麻疹早期会在颊黏膜上出现针尖大小的白色麻疹黏膜斑，发烧4天左右全身皮肤出现红色斑丘疹，先耳后出来，然后蔓延至全身，融合成片，颜色变深。皮疹消退后会留有糠麸状脱屑及棕色色斑。

荨麻疹会导致皮肤出现很痒的风团样皮疹

荨麻疹会使皮肤出现风团样皮疹，大小不一，形状不规则，呈淡红色、鲜红色或苍白色，皮肤表面毛孔显著，有的融合成片，剧烈瘙痒。皮疹大多持续数小时就会自然消退，但容易反复，有些患儿还会出现血管神经性水肿。如果风团反复出现，时多时少，病程持续1~2个月或更长时间，就属于慢性荨麻疹了。

水痘会导致伴有痒感的皮疹和水疱

水痘是一种由病毒引起的急性传染病，会使宝宝的头皮、脸部、臀部、腹部等

部位出现红色皮疹，并迅速变成含有透亮液体的小水痘。皮疹向心性分布，分批出现，斑丘疹→水疱疹→结痂，不同形态皮疹可同时存在，痂盖脱落后不留瘢痕。

☺ 湿疹会导致皮肤出现剧烈瘙痒的丘疹、丘疱疹或小水疱

湿疹导致的皮疹为小米粒大小的丘疹、丘疱疹或小水疱，常融合成片，界限不清楚，局部皮肤会变得红肿。患儿会感觉剧烈瘙痒，忍不住用手搔抓，使皮肤形成糜烂面，流水、有浆液渗出及结痂，可并发感染，形成脓疱。病程一般为1~2周，如处理不当或反复发作可转成慢性。

☺ 脓疱疹会导致皮肤出现丘疹

脓疱疹是新生儿多见的一种细菌感染性疾病，会使宝宝的头面部、尿布包裹区和皮肤的皱褶处，如颌下、颈部、腋窝、腹股沟等处出现红色点状丘疹，继而转为小脓疱。疱壁易破溃，有液体流出，患处有瘙痒感，重症患儿常伴有发烧、腹泻、吃奶不好、黄疸加重等症状。

☺ 幼儿急疹会导致皮肤出现无痒感的玫瑰红色斑（丘）疹

幼儿急疹的患儿常常是突起高烧，可达39~40℃，持续3~5天后，前胸、后背出现玫瑰红色斑疹或斑丘疹，很快波及全身，腰部及臀部较多，同时伴随惊厥、烦躁、咳嗽、呕吐、腹泻、咽部和扁桃体轻度充血等症状。皮疹通常持续1~2天，很快消退，无色素沉着，也不脱皮。

☺ 手足口病会导致口腔、手心、足心及肛周出现疱疹、溃疡

手足口病发病初期的症状类似感冒，如咳嗽、流鼻涕、烦躁、哭闹等，多数不发烧或低烧。一般1~3天后，手、足、口腔及肛周出现疱疹，疱疹周围可有炎性红晕，疱内液体较少，不痛不痒，少数患儿可能出现重症。

风　疹

　　风疹，又称"风疹"，是儿童常见的一种急性呼吸道传染病，同时也是导致宝宝皮肤出疹的一个常见病因。风疹是由风疹病毒引起的，前期是比较轻微的上呼吸道症状，如低烧或中度发烧、咳嗽、打喷嚏、流涕等，通常发烧1~2天会出现皮肤斑丘疹，然后迅速蔓延，持续1~3天后消退，常伴有耳后、枕部淋巴结肿大。

就医前的准备功课

 医院选择等级
社区医院、各级综合性医院或儿童专科医院

 挂号科室
综合性医院：挂儿科
儿童专科医院：挂感染病科

检查项目

1.问诊及查体
医生首先会询问家长患儿出疹前后的症状表现，然后观察宝宝的皮疹情况。
2.实验室检查
主要是血常规、血清特异性抗体测定及病毒分离检测，以确诊风疹病毒。

关于检查的问答

 我家宝宝出风疹，医生要求做血清特异性抗体测定，有必要吗？

 在风疹流行期间，不典型的患儿比较多，容易误诊，因此，要明确诊断，有必要做特异性IgM抗体检测。

🙂 就医时的细枝末节

怎么知道宝宝是否得了风疹

风疹前期的症状表现与上呼吸道感染相似，所以有些家长常会以为宝宝感冒了，给宝宝吃感冒药，因而导致延误诊疗。那么，怎么知道宝宝是否得了风疹呢？大家需要了解一下风疹的发病过程和特点。

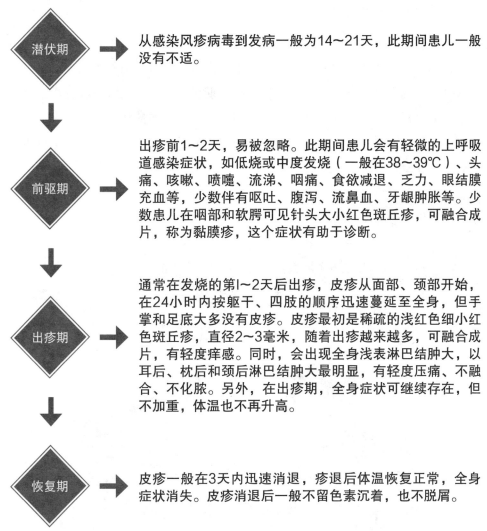

潜伏期 → 从感染风疹病毒到发病一般为14~21天，此期间患儿一般没有不适。

前驱期 → 出疹前1~2天，易被忽略。此期间患儿会有轻微的上呼吸道感染症状，如低烧或中度发烧（一般在38~39℃）、头痛、咳嗽、喷嚏、流涕、咽痛、食欲减退、乏力、眼结膜充血等，少数伴有呕吐、腹泻、流鼻血、牙龈肿胀等。少数患儿在咽部和软腭可见针头大小红色斑丘疹，可融合成片，称为黏膜疹，这个症状有助于诊断。

出疹期 → 通常在发烧的第1~2天后出疹，皮疹从面部、颈部开始，在24小时内按躯干、四肢的顺序迅速蔓延至全身，但手掌和足底大多没有皮疹。皮疹最初是稀疏的浅红色细小红色斑丘疹，直径2~3毫米，随着出疹越来越多，可融合成片，有轻度痒感。同时，会出现全身浅表淋巴结肿大，以耳后、枕后和颈后淋巴结肿大最明显，有轻度压痛、不融合、不化脓。另外，在出疹期，全身症状可继续存在，但不加重，体温也不再升高。

恢复期 → 皮疹一般在3天内迅速消退，疹退后体温恢复正常，全身症状消失。皮疹消退后一般不留色素沉着，也不脱屑。

家长看过来：如果宝宝发烧1~2天后出现皮疹，注意摸摸耳后、颈后等处有无淋巴结肿大，以推测宝宝是不是得了风疹。

得了风疹一定会出现皮疹吗

不一定。有少数风疹患儿感染风疹病毒后，只有发烧、上呼吸道炎症、淋巴结肿大等症状，却没有皮疹，这种情况称为无皮疹性风疹。如果是这种情况，就只有通过血清检查来确诊了，如果血清学检查风疹抗体阳性，就说明感染了风疹病毒。

宝宝患了先天性风疹怎么办

还有一类宝宝，在母体内就感染了风疹病毒，一出生就患先天性心脏畸形、白内障、耳聋、发育障碍等疾病，这一类病症在医学上称为先天性风疹或先天性风疹综合征。病因就是孕妇在妊娠早期患有风疹，风疹病毒通过胎盘感染了胎儿。对于这类患儿，如果没有表现出感染病毒的症状，无需特别处理，但一定要随访观察，以及时发现迟发性缺陷。如果症状严重的患儿，也只能对症处理，并没有根治的方法。

所以，医院常建议孕妇产前进行风疹病毒检测，对于确诊有风疹病毒感染的早期孕妇一般建议终止妊娠。

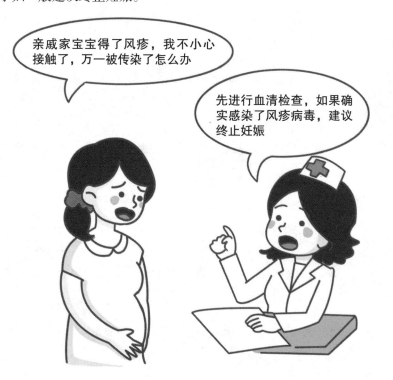

😊 聊聊家长来不及问或医生来不及说的那些事

风疹病毒是如何传播的

风疹是由风疹病毒引起的，风疹病毒是RNA病毒，属于披膜病毒科，是限于人类的病毒，在体外存活力很弱，但传染性很强。那么，风疹病毒是如何传播的呢？

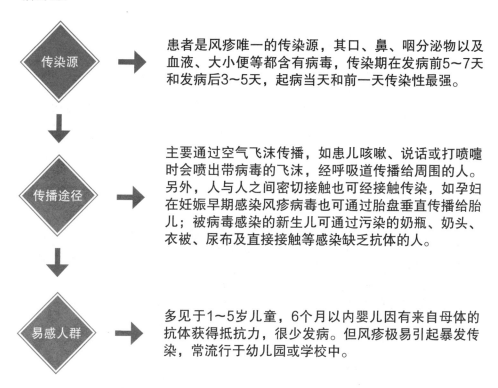

传染源 → 患者是风疹唯一的传染源，其口、鼻、咽分泌物以及血液、大小便等都含有病毒，传染期在发病前5~7天和发病后3~5天，起病当天和前一天传染性最强。

传播途径 → 主要通过空气飞沫传播，如患儿咳嗽、说话或打喷嚏时会喷出带病毒的飞沫，经呼吸道传播给周围的人。另外，人与人之间密切接触也可经接触传染，如孕妇在妊娠早期感染风疹病毒也可通过胎盘垂直传播给胎儿；被病毒感染的新生儿可通过污染的奶瓶、奶头、衣被、尿布及直接接触等感染缺乏抗体的人。

易感人群 → 多见于1~5岁儿童，6个月以内婴儿因有来自母体的抗体获得抵抗力，很少发病。但风疹极易引起暴发传染，常流行于幼儿园或学校中。

风疹危害大吗

一般来说，风疹的病情较轻，风疹的疹子来得快，去得也快，如一阵风似的，因此得名"风疹"。所以，风疹的病程短，而且预后良好，一次得病，可终身免疫，很少再次患病。但个别患儿可能会产生比较严重的并发症，如风疹全脑炎、心肌炎、出血倾向及肝肾功能异常等，需要及早就医对症治疗。

另外，先天性风疹也会产生严重后果，使新生儿产生一种或多种先天缺陷，病程缓慢，预后极差。

就医回家，家庭护理让宝宝尽快康复

未病先防，儿科医生告诉你怎样预防

（1）预防新生儿风疹。孕妇在妊娠早期，不论以前是否患过风疹或接种过风疹疫苗，都应避免与风疹病人接触，以免感染风疹病毒，造成新生儿先天缺陷。

（2）接种风疹疫苗或麻腮风三联疫苗，可有效预防风疹。

（3）避免传染。在风疹流行的冬春季节，不要带宝宝到人群集中的地方去玩，更不要让宝宝接触风疹患儿，以免被传染。

儿科医生医学常识小点播，宝宝生病不用慌

目前没有特异性方法治疗风疹，对于症状轻微的风疹患儿，一般不需要特殊治疗。如果症状比较严重，应卧床休息，加强护理，并根据患儿情况，遵医嘱对症处理。

妈妈这样做，宝宝好得快

护理重点	妈妈这样做
隔离消毒	·让患儿卧床休息，出疹后需隔离5天 ·定时开窗通风，保持室内空气新鲜，以达到室内消毒的目的 ·患儿使用、触摸过的东西要分别洗净，用沸水或阳光暴晒消毒 ·患儿的鼻涕、口水等分泌物，要吐在纸上烧掉
调整饮食	·多喝开水，补充体内因发烧损失的水分 ·饮食宜清淡、有营养，且容易消化，最好是流质或半流质饮食，如牛奶、稀粥、蛋羹等，不吃煎炸与油腻之物
积极退热	·体温＜38.5℃，可采用温水擦浴或洗浴等方法进行物理降温 ·体温＞38.5℃，可服用儿童退烧药降温
注意清洁卫生	·用棉球沾湿生理盐水给患儿清洗五官 ·保证患儿口腔的清洁，饭前、饭后、睡醒后，较小的宝宝可多喂几次水来清洁口腔，年龄大的患儿可用淡盐水漱口 ·保持患儿皮肤干燥，可用温水轻轻给宝宝擦身，对于皮疹严重的部位，可涂爽身粉，要防止宝宝抓挠，以免抓破皮肤，引起感染

麻 疹

麻疹是导致宝宝皮肤出现红色斑丘疹的原因之一，多见于6个月～5岁宝宝，患儿早期会在颊黏膜上出现麻疹黏膜斑，在发烧4天左右全身皮肤可出现红色斑丘疹，先耳后出疹，然后蔓延至全身，融合成片，颜色变深。

 ## 就医前的准备功课

♥ 医院选择等级
社区医院、各级综合性医院或儿童专科医院均可

♥ 挂号科室
综合性医院：挂儿科
儿童专科医院：挂感染病科

检查项目

1. 一般检查

医生会询问家长，患儿最近2周内是否与麻疹患者有接触史，并观察患儿的临床表现，以及口腔颊黏膜上是否有麻疹黏膜斑。

2. 细胞学和病毒抗原检查

取鼻咽部吸取物或鼻咽拭子或尿液沉渣的脱落细胞涂片，病程第1周检查阳性率可高达90％左右，对麻疹诊断有重要参考价值。

3. 血清抗体检测

在出疹后第1～2天检测血清麻疹抗体，若阳性即可确诊。

关于检查的问答

 宝宝出现麻疹黏膜斑就一定是患了麻疹吗？

是的。麻疹黏膜斑是麻疹早期最典型的症状，常在发疹前1～2天出现在颊黏膜上，是针尖大小的白色小点，外有红色晕圈，而后迅速增多。

准备就医，什么情况需要及时就医

（1）宝宝比较安静、精神萎靡、胃口差。

（2）流鼻涕严重，有怕光、流眼泪、眼白充血、口腔内有白色小圆点等症状。

（3）未顺利出疹，并且颜色黯淡、稀疏，没有红色晕圈。

（4）宝宝没有如期恢复，并且出现了呼吸急促、高烧不退、面色苍白或青紫等症状。

就医时的细枝末节

麻疹各个时期的症状表现

发展时期	发展时间	症状表现
潜伏期	10～14天	·没有明显症状，但也有部分宝宝口腔内开始排出麻疹病毒，或短时间出现轻度发烧
出疹前期	3～5天	·出现咳嗽、流鼻涕、打喷嚏等类似感冒的症状，一般在发烧（体温38～39℃）2～3天后，宝宝口腔内开始出现针尖大小的白色斑点
出疹期	3～5天	·持续发烧后的第3～4天：耳后、颈部、发际边缘等开始出现稀疏、不规则的红色皮疹 ·第5天：皮疹向下发展，遍及面部、胸前、后背、上肢 ·第6天：皮疹累及下肢及足部，同时皮疹逐渐由小块连成片，呈斑状 ·出疹期间，宝宝高烧持续不退，脸部微肿，口腔内溃烂，眼部充血并有大量分泌物，有的还会出现呕吐、腹泻的症状
恢复期	3～10天	·第7～10天，宝宝的体温逐渐下降至正常，身体各方面功能开始恢复，红色的皮疹按照出疹的顺序慢慢变成褐色。大概1个月后，红色的皮疹完全消退，宝宝的皮肤上留有糠麸状脱屑及棕色色斑

☺ 聊聊家长来不及问或医生来不及说的那些事

麻疹的病因是什么

麻疹是由麻疹病毒感染引起的，麻疹病毒的传染性很强，主要通过飞沫传播，如果宝宝没有接种过麻疹疫苗，一旦接触了麻疹病毒，就会被传染上。传染途径如下。

（1）当麻疹患者咳嗽、说话或打喷嚏时，含有病毒的飞沫就会弥散到空气中，被宝宝吸入而感染麻疹。

（2）含有病毒的飞沫也会附着、残留在其他物品上，宝宝触摸这些物品后又触摸自己的嘴、鼻子、眼睛时，也会被传染上麻疹。

麻疹患儿需要复查吗

需要。按时带患儿复诊，有助于医生及时检查是否有并发症出现。因为麻疹可能会出现以下严重并发症。

（1）喉、气管、支气管炎：3岁以下小儿的喉腔狭小、黏膜层血管丰富、结缔组织松弛，如继发细菌或病毒感染，可造成呼吸道阻塞，严重者可窒息死亡。

（2）肺炎：是麻疹最常见的并发症，常由细菌继发感染所致，易并发脓胸或脓气胸。

（3）麻疹脑炎：多在出疹后2~5天再次发烧，出现头疼、嗜睡、惊厥、突然昏迷等症状，病死率达10%~25%，存活者中20%~50%留有运动、智力或精神上的后遗症。

（4）亚急性硬化性全脑炎：表现为大脑功能的渐进性衰退，病情严重，预后差。病程快慢不一，大部分病人在诊断后1~3年死亡，个别能存活10年以上。

（5）结核病恶化：麻疹患儿因免疫功能受到暂时的抑制，可使体内原有潜伏的结核病灶变为活动病灶，出现结核病的临床表现，甚至播散而致粟粒型肺结核或结核性脑膜炎。

（6）营养不良与维生素A缺乏症：麻疹患儿持续发烧、食欲不振等，可出现营养状况变差、消瘦，常见的有维生素A缺乏，可引起较严重的眼部病变。

☺ 就医回家，家庭护理让宝宝尽快康复

未病先防，儿科医生告诉你怎样预防

接种麻疹疫苗

这是目前预防麻疹最有效的方法，家长应按时给宝宝接种疫苗，麻疹疫苗、麻风疫苗或麻腮风疫苗均可。

被动免疫

在宝宝接触麻疹病毒5天内立即给予免疫血清球蛋白，可预防麻疹发病。但这种被动免疫只能维持8周，以后还应给宝宝接种麻疹疫苗。

家长看过来：有的宝宝接种了麻疹仍然被感染，接种只是预防，并不是绝对不被传染。但是一旦宝宝得了麻疹，痊愈之后，身体就会自动产生抗体，之后不容易再被传染。

儿科医生医学常识小点播，宝宝生病不用慌

麻疹常见症状对症治疗

患儿高烧时，可遵医嘱使用小剂量的退热剂，但一定要避免急骤退热，特别是在出疹期。患儿烦躁不安时，可遵医嘱给予适当的苯巴比妥等镇静剂。患儿剧烈咳嗽时，可遵医嘱使用祛痰镇咳药。如果患儿继发细菌感染，可在医生的指导下应用抗生素。

世界卫生组织推荐，可以给麻疹患儿补充维生素A，每天一次，口服20万～40万单位，连续2剂。这可减少并发症的发生，有利于疾病的恢复。

宝宝患麻疹期间的饮食宜忌

在麻疹期间，宝宝的食欲通常都很差，甚至毫无食欲，也不想喝水，这时家长一定要鼓励患儿多喝水，每隔几分钟就让宝宝喝几口，并想方设法给宝宝做一些清淡、易消化且营养丰富的食物，如牛奶、豆浆、稀粥、藕粉、肉菜汤等，少食多餐。切忌给宝宝吃生冷、油炸、荤腥、辛辣香燥的食物，以及醋、山楂等收敛食物，以免对病情不利。

　　当然，如果吃对了，对病情的康复也大有帮助，现在我们来看看麻疹的不同阶段都应该怎么吃。

　　◎ **出疹前期**

　　推荐食物：薄荷、菊花、桑叶、豆豉、葛根、板蓝根、紫苏等辛凉透表类食物。

　　推荐原因：这些食物可让宝宝微微出汗，有利于麻疹病毒通过汗液排出体外，以达到减轻症状的目的。

　　食疗方：薄荷汤面

　　原料：薄荷9克，紫苏叶3克，挂面50克，盐、香油各少许。

　　做法：薄荷、紫苏叶洗净，水煎20分钟，去渣取汁；用药汁煮面条，熟后调味即可。

　　◎ **出疹期**

　　推荐食物：苦瓜、黄瓜、芹菜、白菜、苋菜、西瓜、荸荠、甘蔗、绿豆等清热解毒类食物。

　　推荐原因：出疹期是麻疹的高峰阶段，这时麻疹病毒正由内而外慢慢地透发出来，是宝宝体内热毒最为炽盛的时候，所以需要清热解毒，从根上清除麻疹病毒。

　　食疗方：百合绿豆粥

　　原料：百合、绿豆、大米各50克，冰糖少许。

　　做法：原料洗净，一起放入锅里，加入适量水，大火煮沸后转小火熬至绿豆熟烂开花，加冰糖煮至融化即可。

　　◎ **恢复期**

　　推荐食物：西洋参、百合、雪梨、香瓜、火龙果、黑木耳、银耳等清热养阴类食物。

　　推荐原因：出疹耗费了宝宝身体里的很多阴津，这也是为什么宝宝出疹时伴有发烧的原因，因而恢复期需要帮助宝宝清热养阴，既减轻发烧症状，又生津润燥、滋养身体。

　　食疗方：雪梨滋润汤

　　原料：雪梨1个。

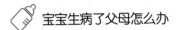

做法：把雪梨洗净，切成薄片，放入锅中，然后加适量水熬煮到雪梨变透明，晾温后给宝宝喝即可。

妈妈这样做，宝宝好得快

护理重点	妈妈这样做
做好隔离工作	·宝宝得麻疹之后需要对患儿进行隔离，尽量不要让宝宝外出，吹风、受凉或出汗等都可影响到出疹，"解禁"的时间为疹发透后5天 ·患儿使用、触摸过的东西要分别清洗、在阳光下晾晒消毒
给居室通风	·居室里的空气保持流通、清新，注意不要让冷风直接吹到患儿身上 ·雾霾天空气质量不好时，可在室内使用空气净化器
让患儿多休息	·多卧床休息直至疹子消退、发烧、咳嗽等不适症状消失 ·给患儿创造一个良好、安静的休养环境，拉上窗帘，灯泡用灯罩罩住，避免强烈的光线刺激到宝宝的眼睛 ·给患儿盖的被子厚度要适中，盖太厚的被子会让宝宝捂出一身汗，见风反而容易着凉感冒
注意卫生	·注意患儿的口腔卫生，婴儿多喂白开水，较大的宝宝用淡盐水漱口 ·把柔软的毛巾沾湿，轻轻擦掉患儿眼部的分泌物 ·对于鼻腔内的分泌物，可先往患儿的鼻腔里面滴几滴生理盐水，使分泌物软化，然后让宝宝擤出来，再擦掉即可 ·用温水给宝宝擦身体，但禁用沐浴露、香皂，也不能用酒精擦拭皮肤 ·勤给宝宝修剪指甲，告诉宝宝不要抓挠皮疹，避免造成感染 ·给宝宝穿着宽松、柔软的棉质衣服，勤给宝宝换洗内衣裤，避免给宝宝穿紧身的衣裤，也不要给宝宝穿化纤类材质的衣服，以免刺激到皮疹

湿 疹

湿疹又称特异性皮炎，是婴儿时期最为常见的一种皮肤疾病，所以湿疹又称"奶癣"或"胎敛疮"。长湿疹的患儿皮肤会出现红斑、丘疹，对称分布，有的流黄水，患儿会感觉非常痒，容易反复发作。

 ## 就医前的准备功课

医院选择等级

病情较轻：二级医院
病情严重：三级医院

挂号科室

综合性医院：挂儿科、皮肤科或变态反应科
儿童医院：挂皮肤科或变态反应科

检查项目

1.一般检查

医生根据患儿皮肤上典型的皮疹表现一般可以诊断湿疹，如果有家族过敏史，如患儿父母有过敏性鼻炎或得过湿疹，可以进一步支持湿疹的诊断，一般不需要再做其他方面的检查。

2.过敏原测试

如果患儿湿疹反复发生或比较严重，或过敏原不明确，医生会建议做过敏原测试，以确定过敏原。

关于检查的问答

 医生诊断小儿湿疹的判断依据是什么？

每个患儿湿疹的症状不同，不同年龄的患儿湿疹易发部位也不同，例如，4岁以下的宝宝通常首发于面部，4岁以上的宝宝常出现在腋窝、膝窝、腕部或颈部。但是，湿疹的主要症状都大同小异。

（1）皮肤呈片状发红，干燥脱屑。

（2）皮疹处有时起水疱，有液体渗出，或有小疙瘩样突起，时好时坏，反复发作。

（3）奇痒，由于抓挠造成局部皮肤破坏，更加重痒感，患儿夜间会哭闹，躁动不安。

（4）患儿不停地抓挠和刺激，会造成局部皮肤增厚。

就医时的细枝末节

湿疹病情的进展是怎样的

湿疹患儿年龄不同、病情进展不同，其临床表现也不一样，为了让家长更清晰地了解湿疹的症状，我们根据湿疹病情的进展把湿疹分为三期。

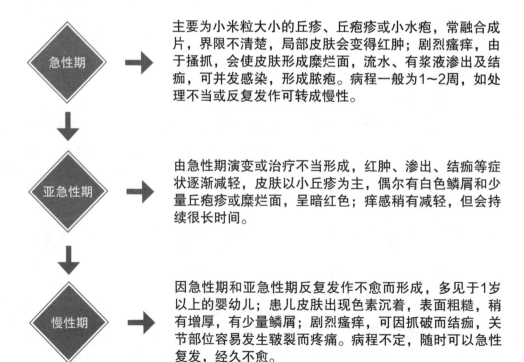

急性期 → 主要为小米粒大小的丘疹、丘疱疹或小水疱，常融合成片，界限不清楚，局部皮肤会变得红肿；剧烈瘙痒，由于搔抓，会使皮肤形成糜烂面，流水、有浆液渗出及结痂，可并发感染，形成脓疱。病程一般为1～2周，如处理不当或反复发作可转成慢性。

亚急性期 → 由急性期演变或治疗不当形成，红肿、渗出、结痂等症状逐渐减轻，皮肤以小丘疹为主，偶尔有白色鳞屑和少量丘疱疹或糜烂面，呈暗红色；痒感稍有减轻，但会持续很长时间。

慢性期 → 因急性期和亚急性期反复发作不愈而形成，多见于1岁以上的婴幼儿；患儿皮肤出现色素沉着，表面粗糙，稍有增厚，有少量鳞屑；剧烈瘙痒，可因抓破而结痂，关节部位容易发生皲裂而疼痛。病程不定，随时可以急性复发，经久不愈。

婴儿湿疹如何分型

婴儿湿疹按皮肤损害的症状可分为三种类型。

类型	易发月龄	主要症状	特别说明
脂溢性湿疹	3个月以内的小婴儿	前额、颊部、眉间皮肤潮红，覆有黄色油腻的痂，头顶是厚厚的黄浆液性痂。严重时还会出现颌下、后颈、腋窝及腹股沟糜烂、潮红及渗出等症状	一般在患儿6个月添加辅食后可自愈
渗出型湿疹	3～6个月的肥胖儿	刚开始时脸颊出现红斑，随后红斑上长出针尖大小的水疱，并有渗液。渗液干燥后形成黄色的痂，抓挠、摩擦使部分痂剥脱，可出现有大量渗液的鲜红糜烂面。如果不及时处理，可能整个脸部、头皮都会长湿疹；继发感染时还可出现脓包，甚至发烧、腹泻等不适	属于急性湿疹，病程一般2～3周，但容易转为慢性，且反复发作
干燥型湿疹	6～12个月的婴儿，或在急性、亚急性期以后	脸部、额头等部位出现淡红色的红斑、丘疹，皮肤干燥，没有水疱、渗液，表面有灰白色糠状鳞屑。病情严重时，可能胸腹、后背、四肢等部位的皮肤也出现湿疹	属于慢性湿疹，常急性发作，病程比较长，有的几个月，有的甚至几年

家长看过来：湿疹的分型并不是绝对的，有的单独存在，也有的是多种类型湿疹同时发生。不论是哪种情况，一旦宝宝出现湿疹，应立即带宝宝去医院检查，由医生进行诊断并根据医嘱用药。

聊聊家长来不及问或医生来不及说的那些事

引起婴儿湿疹的病因是什么

引起婴儿湿疹的原因比较复杂，遗传因素、过敏体质、胃肠功能紊乱等都可能引起湿疹，此外，一些外部的过敏原也是导致婴儿湿疹的重要原因。

（1）鸡蛋、牛奶等食物过敏。

（2）花粉、尘螨、动物毛屑等吸入性过敏。

（3）干燥、寒冷、炎热等空气的刺激。

（4）肥皂、沐浴露、印染剂、洗衣液等对宝宝皮肤造成刺激。

（5）给宝宝洗澡、抓痒的方法不对等，也会诱发或加重湿疹。

如何分辨湿疹和痱子

有家长说湿疹和痱子很像，夏季宝宝身上起小疙瘩，到底是痱子还是湿疹呢？痱子和湿疹之间有几个不同点，家长抓住这几点，就能比较容易地辨别了。

项目	湿疹	痱子
发病速度	几颗几颗较缓慢地冒出来，不会猛然一下子冒出来一大片	短时间内会长出一片
高发季节	一年四季都很常见，不易治愈，常会反复发作	夏季，天气转凉后痱子会自行慢慢消退
形状	侵犯性的，一片片的不规则形状，没有白色或黄色的小尖尖，有脱屑、结痂的现象，严重时还会流水	都是一颗颗的，界限明显，在红包尖尖处有白色脓头，没有脱屑、结痂、流水等现象
好发部位	面颊、额头和嘴的周围最常见，严重者会逐渐蔓延至颈、肩、背、臀、四肢，甚至可以泛发全身	汗多的部位，如额头、颈部、腋下、胸背、肘窝、腘窝、大腿窝等

湿疹对宝宝的健康影响大吗

宝宝患了湿疹以后，特别是严重的湿疹，如果不给予有效的治疗，对宝宝健康的影响是很大的。

（1）引起睡眠障碍：湿疹患儿深受瘙痒困扰，夜间更为严重，会使患儿的睡眠质量受到影响，长期的睡眠障碍，会使患儿出现心理过度依赖、性情执拗及害怕等不良心理和情绪，导致宝宝出现体重偏低、身材矮小等身体发育迟滞的现象。

（2）引起其他过敏性疾病，如哮喘、过敏性鼻炎等。

宝宝得了湿疹，能洗澡吗？怎么洗

有的家长认为，宝宝得了湿疹，就不能沾水，否则会使病情加重。事实上这个观点是错误的。洗澡不仅可以保持皮肤干净、减少感染概率，同时洗澡还可以为皮肤补充水分。不过，给湿疹患儿洗澡是有讲究的，家长们需要注意以下几点。

洗澡次数：每日一次即可。

洗澡水温：以36～38℃为宜。

洗澡时间：5～10分钟，不要太长。

洗浴用品：最好用清水，必要时可使用pH值5.5～6.0的偏酸性温和沐浴液，但要避免频繁使用。

洗完澡后：马上吸干患儿身上的水分，涂上保湿润肤品，如果要擦药膏的话，先擦药膏，再抹护肤品。

注意事项：湿疹严重时不要洗澡，特别是不要洗头、洗脸。

湿疹宝宝预防接种该注意什么

有家长问，婴幼儿需要经常接种疫苗，如果正好宝宝湿疹发作，能打疫苗吗？一般来说，宝宝在打了疫苗后抵抗力会降低，因此建议出疹期间最好不要打疫苗，以免出现不良反应。症状较轻的湿疹患儿，在湿疹消退后应该进行正常的预防接种。还有好多宝宝湿疹持续时间比较久，甚至到断奶前后才会痊愈，所以可以在症状减轻后去注射疫苗，但具体还是要咨询医生。

家长看过来：经常生病、体质虚弱、免疫功能差的湿疹患儿，在接种卡介苗后有可能发生皮肤结核，家长们应加以注意。

就医回家，家庭护理让宝宝尽快康复

未病先防，儿科医生告诉你怎样预防

注意皮肤保湿

有家族过敏史的宝宝，患湿疹的概率会很高，建议家长在宝宝出生不久就给宝宝使用保湿剂，可能会预防宝宝1岁之前发生湿疹。

记录病情

家长平时要注意观察哪些食物会加重患儿病情，并做好记录，避免宝宝再次食用该种食物。

注意家居卫生

居室环境上要求温湿度适宜，夏季要通风凉爽，冬季要保暖防干燥；将家里的旧报纸、杂志及其他容易积尘的物品移到室外；用湿抹布或湿拖把清扫居室，避免灰尘飘扬；室内不要养花、吸烟、铺地毯和养带毛的宠物。

注意宝宝的衣物

不给宝宝穿化纤类衣物，采用正确的洗澡和护肤方法。

儿科医生医学常识小点播，宝宝生病不用慌

根据患儿病情针对性用药

湿疹分期	治疗方法
急性期	·先用3%硼酸溶液冷敷：将干净的纱布或小毛巾在3%硼酸溶液中浸透，拧干后敷在患处。每次20~30分钟，每天3次 ·冷敷后，在患处外涂氧化锌软膏或1%氯霉素氧化锌油
亚急性期	·可给宝宝外涂一些不良反应相对较小的激素类药膏，如1%氢化可的松软膏等 ·如果皮肤还有糜烂，可用3%硼酸溶液外洗
慢性期	·可给患儿外用肤轻松 ·粗糙、肥厚的湿疹患儿，可用糠馏油软膏外敷，每1~2天敷1次，待皮疹变薄后再予以激素软膏

缓解湿疹症状的中药洗敷方

（1）方法一：苦参、荆芥、生地榆、白鲜皮、防风、马齿苋、蛇床子、黄柏、地肤子等各适量，水煎后，外洗或湿敷患处。每日2~3次，具有清热解毒、祛风燥湿、凉血止痒的作用，适用于亚急性或慢性湿疹患儿。

（2）方法二：马齿苋30克，水煎取汁，晾凉后用6~7层纱布浸汁，稍拧，然后敷于皮损上，每5分钟换浸汁纱布，每次15分钟，每日2~3次。可清热利湿、凉血解毒，对于急性湿疹渗水较多的患儿尤其适宜。

（3）方法三：山豆根30克，加水适量，煎煮成药浴液，去渣，洗浴肛门。具有解毒、消肿、止痛的功效，适用于肛周湿疹患儿。

（4）方法四：臭梧桐30克，野菊花30克，地肤子30克，明矾10克。以上4味加水煎煮，去渣，先熏蒸后洗浴患处。具有清热解毒、祛风止痒的功效，适用于慢性湿疹患儿。

（5）方法五：花椒、艾草、盐各适量，清水熬半小时，过滤，取汁液加水给患儿洗澡，可缓解湿疹症状。

简单食疗，轻松缓解湿疹

（1）宝宝的饮食宜清淡，特别是在湿疹急性发作期，应尽量避免进食牛奶、鸡蛋、海鲜、牛羊肉等富含蛋白质的食物。母乳喂养的宝宝，妈妈也不宜吃这些高蛋白的食物，还要戒烟戒酒，另外，不要吃辛辣刺激性食物、油腻食物，以免诱发宝宝的湿疹。

（2）多给宝宝吃些具有健脾除湿作用的食物，如扁豆、薏米、红豆、马齿苋、冬瓜、鲫鱼等。

（3）多给宝宝吃些具有清热利湿功效的食物，如绿豆、荷叶、荸荠、苦瓜、丝瓜等。

（4）推荐食疗方——红豆薏米煎。

原料：红豆15克，薏米30克，盐少许。

做法：红豆、薏米洗净，放进锅里加适量水浸泡4小时，然后开火煮至熟透，加少许盐调味。佐餐食用。

功效：红豆、薏米都有健脾利湿的作用，能帮助宝宝强健脾胃，祛除体内湿气，减轻湿疹症状。

妈妈这样做，宝宝好得快

护理重点	妈妈这样做
正确处理湿疹部位	·湿疹部位结痂后，可涂上植物油使结痂软化慢慢脱落，切忌硬性揭下痂皮而使宝宝皮肤损伤 ·宝宝长湿疹的部位皮肤损伤消失，仍然需要继续用药进行巩固治疗，降低复发概率 ·抹药时，应该像涂润肤膏一样，将手洗干净，用手轻轻地、均匀地涂在皮损之处，然后揉一揉，以便皮肤能较好地吸收
注意宝宝个人卫生	·给宝宝勤洗手，早晚洗脸，每天给宝宝洗一次澡，洗完要用干净柔软的毛巾轻轻擦干水分，然后在湿疹部位涂抹医生开的药膏，其他好的地方要涂上护肤乳液 ·夏天出汗多时，应及时给宝宝擦汗，换上干净的衣服
注意宝宝的衣物	·给宝宝准备的衣物最好是纯棉的，要宽松、轻软、透气性好、吸湿性好 ·衣物、被褥要勤换洗，尿湿后要及时更换，尽量少用或不用纸尿裤 ·给宝宝清洗衣物时，要选择弱碱性、刺激性小的肥皂或洗衣液，最好是手洗，尽量漂洗干净，减少化学品残留
防止宝宝抓挠	·"看"好宝宝，一看到宝宝抓挠就立即阻止 ·勤给宝宝剪指甲，让宝宝勤洗手 ·若发现宝宝抓挠，应立即让宝宝用洗手液清洗干净双手，妈妈也要用生理盐水给宝宝抓挠的部位进行清洗，再用柔软的毛巾或手帕蘸干水分后，给宝宝涂抹上医生开的药物以预防感染
心理护理	·湿疹的剧烈瘙痒，会使孩子烦躁不安、哭闹、睡不安稳，很容易使湿疹加重，因此妈妈要注意抚慰宝宝，比如用手轻拍患儿背部，放一些舒缓的轻音乐或哼唱儿歌，使患儿保持心情愉悦，也能帮助患儿入眠，提高睡眠质量

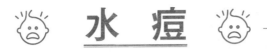

水 痘

水痘是一种由水痘—带状疱疹病毒引起的急性传染病，也是导致宝宝皮肤问题的一个重要致病因素，患儿的皮肤和黏膜会成批出现红色斑丘疹、疱疹、痂疹，皮疹呈向心性分布，主要发生在胸、腹、背，四肢很少。皮疹处会有明显的痒感，让宝宝很痛苦。

就医前的准备功课

 医院选择等级

社区医院、各级综合性医院或儿童专科医院

 挂号科室

综合性医院：挂儿科
儿童专科医院：挂感染病科

检查项目

1. 一般检查

医生根据典型的水痘样皮疹表现即可确诊，一般不需要再做其他检查。

2. 实验室检查

如果患儿病情严重，必要时医生会建议做实验室检查。

（1）血常规：一般是化验外周血中血液细胞数量和质量，宝宝的检查结果显示白细胞总数正常或稍降低，淋巴细胞计数增高，说明宝宝有可能感染了水痘病毒。

（2）血清抗体检测：可了解患儿体液免疫功能的情况。

（3）病毒分离检查：在患儿出水痘的3天内取出疱疹液做细胞培养，其病毒分离阳性率高。

（4）疱疹刮片或组织活检：刮取新鲜疱疹基底物来检查多核巨细胞和核内包涵体，以确诊水痘病毒。

关于检查的问答

问 检查血清抗体的方法有哪几种？

答 目前主要有三种。

（1）直接荧光抗体法检测：这种方法是查出宝宝的皮肤组织中有没有免疫球蛋白或补体沉积。

（2）间接免疫荧光法：可以查出宝宝的血清中有没有存在某种特异抗体或自身抗体，是早期诊断敏感和快速的手段。

（3）补体结合试验测定：如果宝宝出水痘在出诊后的第1~4天血清中就会出现补体结合抗体，到了2~6周补体结合体抗达到高峰，等到6周~2个月后就会逐渐下降。

准备就医，什么情况需要及时就医

水痘可能的并发症有皮肤细菌感染、肺炎、脑炎等。宝宝一旦得了水痘，不管病情严不严重，一定要尽早带宝宝去医院检查，接受正规治疗，尤其是出现以下症状时应立即就医。

（1）水痘疱疹发生感染，出现脓包、脓痂。

（2）宝宝长水痘时，一般连续4~5天会出现新鲜的水痘疱疹，如果在病症的第6天仍然出水痘，家长要引起重视，尽快带宝宝看医生。

（3）宝宝出痘时持续高烧、嗜睡、精神萎靡，看起来脸色很差。

就医时的细枝末节

水痘的症状和发展特点是什么

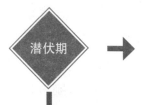 潜伏期 → 宝宝感染水痘—带状疱疹病毒后，病毒不会立即发作，通常潜伏14天左右。期间宝宝没有什么明显的症状，有的宝宝可能觉得皮肤痒，通常被忽略。

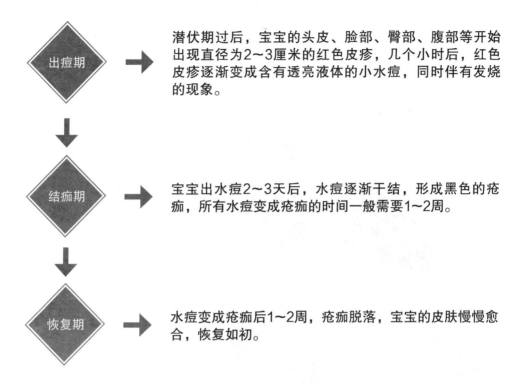

出痘期 → 潜伏期过后，宝宝的头皮、脸部、臀部、腹部等开始出现直径为2~3厘米的红色皮疹，几个小时后，红色皮疹逐渐变成含有透亮液体的小水痘，同时伴有发烧的现象。

结痂期 → 宝宝出水痘2~3天后，水痘逐渐干结，形成黑色的疮痂，所有水痘变成疮痂的时间一般需要1~2周。

恢复期 → 水痘变成疮痂后1~2周，疮痂脱落，宝宝的皮肤慢慢愈合，恢复如初。

聊聊家长来不及问或医生来不及说的那些事

水痘的病因是什么，如何传播的

水痘是由水痘—带状疱疹病毒初次感染引起的，主要发生在婴幼儿和学龄前儿童，以冬春季最常见。这种病毒的传染性很强，水痘患儿是唯一的传染源，自发病前1~2天直至皮疹干燥结痂期均有传染性。接触患有水痘的宝宝，水痘患儿打喷嚏、咳嗽或谈话时的飞沫或吃了患有水痘宝宝接触过的食物等，都有可能使宝宝受到感染，易感儿发病率可达95%以上。

水痘与带状疱疹有关系吗

有关系。水痘和带状疱疹是相互关联的两种病。首先这两种病都是由水痘—带状疱疹病毒引起的。其次宝宝初次长水痘、病情恢复后，病毒还可以长期潜伏在身体内，在以后的生活里，如果遇到寒冷、药物、创伤、严重疾病或放射线等因素的刺激，病毒就有可能被激活，从而出现带状疱疹。水痘多见于小儿，而带状疱疹多见于成人。

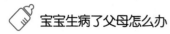
就医回家，家庭护理让宝宝尽快康复

未病先防，儿科医生告诉你怎样预防

帮助宝宝预防水痘，家长需要注意以下问题。

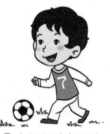

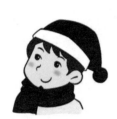

②让宝宝适当运动，增强体质

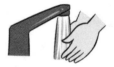

③勤洗手，讲卫生，手上不沾小细菌

①注意保暖，防止宝宝抵抗力降低

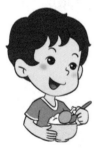

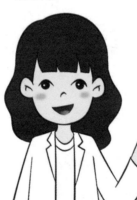

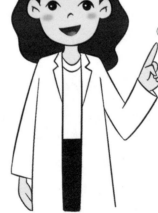

⑤多通风，保持空气新鲜流通

④不吃生冷食物，多吃熟食，营养均衡身体棒

⑦常晒裤子和衣服，减少细菌的侵扰

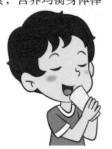

⑥多喝白开水，预防排便，排出毒素

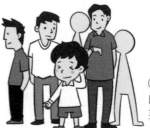

⑧按照要求接种，有效预防水痘

⑨少去人流密集的地方，减少感染的机会

儿科医生医学常识小点播，宝宝生病不用慌

水痘属于自限性疾病，没有相应的药物治疗，但医生会根据宝宝的症状使用抗病毒药物。如果宝宝体温超过38.5℃，还需要遵医嘱给宝宝喂退烧药。因为水痘很痒，宝宝爱抓挠，医生也常会开一些外用的洗液，如炉甘石洗剂，家长可根据医嘱，正确给宝宝擦洗，以缓解宝宝皮肤瘙痒。

有效的食疗方：

食疗方1：薏米、绿豆各100克，加适量水熬成薏米粥，加少许冰糖调味。清热解毒，健脾祛湿，能减轻宝宝发烧症状，还能提高宝宝的抵抗力，促进水痘痊愈。

食疗方2：野菊花、金银花各10克，大米100克，加适量水熬成稠粥，加少许冰糖调味。清热效果很好，适合长水痘初期发烧时用。

妈妈这样做，宝宝好得快

护理重点	妈妈这样做
避免抓挠	·把宝宝的指甲剪短，并告诉宝宝不能抓挠，一旦发现宝宝要抓挠就立即阻止
注意清洁消毒	·水痘变疱痂之前，最好不要给宝宝洗澡，可以用淋浴冲洗宝宝的臀部，然用毛巾蘸温开水轻轻给宝宝擦脸、擦身体 ·给宝宝穿的衣服、盖的被褥不宜过多、过厚、过紧，太热了出汗会使水疱发痒 ·要给宝宝勤换衣服、床单、枕头等，清洗干净后，放在阳光下暴晒6小时，可以起到杀毒作用 ·宝宝使用的餐具、玩具等，要及时清洗消毒
调整饮食	·让宝宝多喝水或蔬果汁，如西瓜汁、鲜梨汁、鲜橘汁、番茄汁等 ·多给宝宝吃富含膳食纤维的食物，如白菜、芹菜、菠菜、豆芽菜等，有助于清除体内的积热 ·让宝宝多吃具有清热利水作用的食物，如菠菜、苋菜、荠菜、莴苣、黄豆、黑豆、红豆、绿豆等，有助于病毒的排出，对水痘的痊愈有促进作用

脓疱疹

脓疱疹是一种细菌感染性疾病，它也是导致宝宝皮肤问题的原因之一，典型症状是头面部、尿布包裹区和皮肤的皱褶处，如颌下、颈部、腋窝、腹股沟等处出现红色点状丘疹，继而转为小脓疱，疱壁易破溃，有液体流出，患处有瘙痒感，患儿常哭闹不安。

家长看过来： 脓疱疹好发生在新生儿刚出生后前几日，对小宝宝危害极大，家长一定要冷静，不可急于处理，最好先让皮肤科医生确诊后，再行护理和治疗。

 ## 就医前的准备功课

医院选择等级
社区医院、各级综合性医院或儿童专科医院

挂号科室
综合性医院：挂儿科
儿童专科医院：挂感染病科

检查项目

1. 一般检查

医生根据有单纯脓疱疹接触史和临床特点，在原有湿疹皮肤上出现多个脐窝状水疱和脓疱，以及伴有的全身症状，即可作出诊断。

2. 实验室检查

如果患儿病情严重，必要时医生会建议做实验室检查，以帮助确诊。

（1）脓液细菌培养：脓液、脓痂中可分离培养出金黄色葡萄球菌或溶血性链球菌，为治疗时选择有效的抗生素提供依据。

（2）皮损组织病理检查：提示角质层与颗粒层之间有脓疱形成，疱内含大量中性粒细胞、纤维蛋白和球菌。

关于检查的问答

问 脓疱疹和水痘都是先出红疹，再起水疱，检查时要怎么鉴别呢？

答 这两个病确实都是在皮肤红疹的基础上出现水疱，容易误诊。不过，它们在好发部位、水疱特点以及伴随的全身症状上都有很大区别，家长们可根据水痘的临床发病特点与脓疱疹的典型表现做一下对比，就不会判断错了。

准备就医，什么情况需要及时就医

当宝宝出现脓疱疹的典型症状时，就需要及时带宝宝去医院就医。

☺ 就医时的细枝末节

怎么知道宝宝患了脓疱疹

判断依据	症状表现
发病时间	·多发生于宝宝出生后4~10天
好发部位	·头面部、尿布包裹区和皮肤的皱褶处，如颈部、腋下、腹股沟等处，也可波及全身
脓疱表现	·在红斑、丘疹的基础上发生水疱，脓疱表皮薄，高出皮肤表面，且大小不等，周围无红晕 ·疱液初期呈清澈的淡黄色，1~2天后变浑浊，以后脓液逐渐增多 ·大疱破裂后露出鲜红色湿润的糜烂面，此后可结一层黄色的薄痂，痂皮脱落后不留痕迹
全身症状	·轻症患儿没有全身症状 ·重症患儿常伴有发烧、腹泻、吃奶不好、黄疸加重等症状

😊 聊聊家长来不及问或医生来不及说的那些事

新生儿脓疱疹的病因是什么

新生儿脓疱疹是一种细菌感染性疾病，是由葡萄球菌或链球菌，或者两种细菌混合感染引起的，其传染性很强。患儿身上的脓疱开始可能只有一个或少数几个，但脓疱中有许多细菌，脓疱抓破后，脓液流出污染周围正常皮肤，便会引起新的脓疱。"黄水流到哪里就烂到哪里"，就是说的这个特点。

感染途径

脓疱疹主要通过接触方式传播，如母亲、家属或医务人员不洁净的手，或者婴儿使用了被细菌感染的衣服、尿布和包被等。

诱发原因

气候湿热，给宝宝过度保暖，皮肤多汗浸渍等。

家长看过来：新生儿皮肤非常细嫩，皮脂腺分泌旺盛，细菌容易堆积在皮肤表面，而且新生儿表皮的防御功能也比较低下，对细菌特别敏感，当皮肤有轻度损伤时，就容易致病，所以脓疱疹常在新生儿室造成流行。

新生儿脓疱疹需要住院治疗吗

需要。因为脓疱疹是一种比较严重的化脓性皮肤病，传染性很强，它不仅可进行自体传播，还可传播给他人，而且新生儿又很脆弱，如果治疗不及时，很容易迁延不愈，甚至出现大脓疱造成大片表皮剥脱。病情严重的患儿还可能并发发烧、腹泻、败血症、肺炎、脑膜炎等，危及生命。所以，宝宝患了脓疱疹后，住院治疗更安全，护士的护理相比家长来说也更为专业、周到，更有利于病情的恢复。

家长看过来：对新生儿来说，虽然脓疱疹发病比较严重，但如果及时治疗，护理得当，也能很快痊愈，且不会留下瘢痕，所以，家长们不必过于担心。

😊 就医回家，家庭护理让宝宝尽快康复

未病先防，儿科医生告诉你怎样预防

（1）保持宝宝皮肤清洁，每天洗澡，炎热天气可以每天洗2~3次。

（2）宝宝衣服、尿布和被褥要柔软、适宜，不要让其出汗过多。

（3）保护宝宝的皮肤不受损伤，护理时动作要轻，勤给宝宝剪指甲，以免抓伤表皮。

（4）护理宝宝前要认真洗手，避免宝宝与有皮肤感染病的人接触。

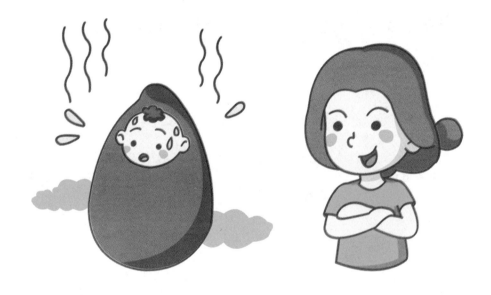

给宝宝包裹太多，使其出汗多更容易发生脓疱疹

儿科医生医学常识小点播，宝宝生病不用慌

新生儿脓疱疹的治疗可以根据病情采取以下方法。

（1）症状较轻，只有散在脓疱时：先用生理盐水浸湿无菌棉球，清洗脓疱疹及其周围的皮肤，再用0.5%碘伏消毒患处，然后用无菌注射器针头刺破脓疱，使脓液排出，再用无菌棉球吸干脓液，最后用0.5%碘伏消毒患处，每天3次，注意保持局部皮肤清洁干燥。

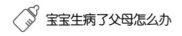

家长看过来：病情较轻的患儿，一般用药3～5天后，痂皮就会脱落，创面消失，宝宝也就能痊愈出院了。

（2）脓疱特别多，且宝宝有发烧、精神不好等症状时：除处理好脓疱外，还应在医生指导下用适当的抗生素来控制感染。

（3）已经结痂的创面有感染时：应用无菌镊子去除原有结痂，然后涂上抗生素软膏抗感染，但要注意整个过程都要无菌操作。

妈妈这样做，宝宝好得快

护理重点	妈妈这样做
隔离消毒	·患儿确诊后要进行床边隔离，给患儿单独使用盆、毛巾、体温计等物品，避免交叉感染 ·护理患儿前要认真洗手并消毒 ·患儿的衣物用品要彻底洗净、消毒
居室适宜	·室温保持在24～26℃，湿度55%～60% ·保持室内空气新鲜，阳光充足，每日通风2次，注意避免对流风
注意卫生	·每天给患儿洗浴，洗浴时动作要轻柔，皮肤褶皱处尤其要洗干净 ·给宝宝选择柔软、透气、干净的纯棉衣物，勤换衣物和尿布，避免尿液浸渍，保持身体清洁干燥 ·每次便后用温水给宝宝清洗臀部，不能用毛巾用力擦洗，以免再损伤创面
皮损部位的护理	·给患儿剪短指甲或戴防护手套，防止抓伤皮肤 ·保护疱皮，保持创面清洁干燥，定时敷药 ·处理创面动作要轻柔、敏捷，皮肤破溃处不能用手摸，以免感染
观察病情	·严密观察患儿的病情变化，监测患儿体温变化及大小便情况，发现异常立即与医生联系

幼儿急诊

　　幼儿急疹又称婴儿玫瑰疹，其典型症状为热退疹出，即宝宝在高烧3~5天后体温突然下降，继而胸部、背部出现玫瑰红色的斑（丘）疹，无痒感，很快波及面部及四肢。多见于6个月~2岁的婴幼儿，有些患儿还会伴有轻微的咳嗽、流清涕、胃口差、腹泻、呕吐、眼睑水肿等症状。

 ## 就医前的准备功课

♥ 医院选择等级

社区医院、各级综合性医院或儿童专科医院

♥ 挂号科室

综合性医院：挂儿科

儿童专科医院：挂内科或感染病科

检查项目

1. 一般检查

医生根据宝宝热退疹出的症状可以确诊，一般不需要做其他检查。

2. 实验室检查

如果宝宝精神状态差或出现高烧惊厥，医生会建议进行血常规及病毒分离检查。

关于检查的问答

 血常规检查能确诊幼儿急疹吗？

 不能。幼儿急疹的血常规结果通常提示病毒感染，但缺乏特异性，因此在出疹前很难明确诊断。

准备就医，什么情况需要及时就医

（1）宝宝连续发烧超过3天，体温在38.5℃以上，且有乏力、易怒、长时间不愿意喝水及吃东西等症状。

（2）出现高烧惊厥。

（3）发烧期间出现皮疹，或皮疹持续3天后仍没有消退。

就医时的细枝末节

了解幼儿急疹的发病过程

宝宝感染幼儿急疹病毒后，最初的症状与感冒类似，很多家长还以为宝宝是感冒了，从而延误治疗。需要家长了解幼儿急疹的发病过程。

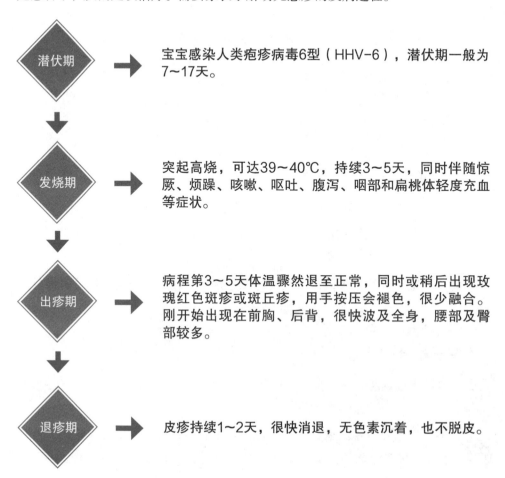

潜伏期 → 宝宝感染人类疱疹病毒6型（HHV-6），潜伏期一般为7~17天。

发烧期 → 突起高烧，可达39~40℃，持续3~5天，同时伴随惊厥、烦躁、咳嗽、呕吐、腹泻、咽部和扁桃体轻度充血等症状。

出疹期 → 病程第3~5天体温骤然退至正常，同时或稍后出现玫瑰红色斑疹或斑丘疹，用手按压会褪色，很少融合。刚开始出现在前胸、后背，很快波及全身，腰部及臀部较多。

退疹期 → 皮疹持续1~2天，很快消退，无色素沉着，也不脱皮。

☺ 聊聊家长来不及问或医生来不及说的那些事

幼儿急疹的病因是什么

幼儿急疹是由人类疱疹病毒6型感染引起的，由于人体感染此病毒后会出现免疫力，所以很少出现再次感染。病毒的传播原不仅是已患病的宝宝，更为常见的是父母及家人中的健康带病毒者，主要也是由于咳嗽或打喷嚏引起的飞沫经呼吸道传播或接触传播。

家长看过来：6个月后的宝宝，来自于母体的抗体逐渐下降，而其自身合成抗体的能力还不完善，所以，宝宝的抵抗力低下，容易受病毒感染而引起幼儿急疹。

幼儿急疹是传染病吗

不是。幼儿急疹是病毒引起的上呼吸道感染的一种，不是传染病，无交叉感染，所以，家长们不必担心、害怕，把它当成普通的上呼吸道感染对待即可。

幼儿急疹与其他疹子怎么区别

有些家长说，从皮疹形态上看，幼儿急疹与风疹、麻疹或猩红热很像，这怎么区别呢？其实，它们之间有一个最大的不同点，即：幼儿急疹是高烧3~5天后，热退疹出；而其他三种疾病则是高烧时同时出现皮疹。

幼儿急疹对宝宝的健康影响大吗

幼儿急疹不痛不痒，恢复迅速，预后良好，严重的并发症很少发生，宝宝在皮疹消失后很快能恢复正常，一般不会留瘢痕。所以，幼儿急疹的整个发病过程一般不会给宝宝造成严重损伤，也不会留下后遗症，对宝宝的健康影响不大。而且宝宝发生幼儿急疹后，一般都能获得终身免疫，很少二次得病。

家长看过来：幼儿急疹的确诊都是"马后炮"，目前并没有客观检查能及早确定幼儿急疹，所以做好护理是关键。

就医回家，家庭护理让宝宝尽快康复

未病先防，儿科医生告诉你怎样预防

幼儿急疹很难预防，但我们采取一些措施，还是能够减少宝宝发病概率的。

（1）尽量不要带宝宝去串门或去公共场所，不要与患幼儿急疹的宝宝接触。

（2）宝宝饮食要有规律，在添加辅食后，要注意营养均衡，促使宝宝健康成长，提高抵抗力。

（3）多带宝宝进行户外运动，增强体质，提高自身的免疫力。

儿科医生医学常识小点播，宝宝生病不用慌

积极、有效地退热是关键

幼儿急疹具有自限性，目前没有有效药物治疗。幼儿急疹发病时家长最担心的就是高烧不退，即使服用退烧药，经常只能管一两个小时。但大家应该注意到，宝宝虽然体温很高，但只要体温降下来，就基本不影响玩耍和饮食，精神状态不差。所以，家长只要采取适宜的方法积极、有效地退烧，加强护理就可以了。这里给大家推荐一个中药退热浴方，退热效果也不错，还没有副作用。

家长看过来：患儿高烧退后的出疹期间不需要使用任何药物，尤其不应使用抗生素！

中药退热浴方

配方：柴胡15克，葛根20克，青蒿10克，川芎20克，薄荷10克（后下），芦根20克，荆芥15克，连翘10克。

做法：水煎2次，去渣取汁，将药液兑入温水中给患儿泡澡，每次以20分钟为宜。一般2～3付可愈。

幼儿急疹的食疗方

◎食疗方1：芦根粥

原料：50克新鲜芦根，50克粳米。

做法：先将新鲜芦根洗净切碎，以水煮取汁，然后以其汁水加粳米煮粥，每日食用2~3次。

功效：芦根性味甘寒，能清热生津，且性不滋腻，生津而不恋邪，适宜发烧期的幼儿急疹患儿食用。

◎食疗方2：牛蒡子粥

原料：10克牛蒡子，50克粳米。

做法：将牛蒡子装入纱布袋，和粳米一起加水煮粥，分数次温食。

功效：牛蒡子辛苦而寒，既能疏散风热，又能清解热毒、宣肺透疹，且透发的力量缓和，适宜出疹期的幼儿急疹患儿食用。

妈妈这样做，宝宝好得快

护理重点	妈妈这样做
注意休息	·要给宝宝营造良好的休息环境，保证宝宝充分休息 ·居室经常开窗通风，保持空气新鲜，但不要让宝宝见风，以免着凉 ·发烧期间尽量不要带宝宝外出，因为这时宝宝的抵抗力很弱，很容易感染外邪，加重病情
调节饮食	·宝宝在高烧期间会损失大量的水分，要让其多喝温开水或蔬果汁，以利出汗和排尿，促进毒物排出 ·饮食清淡、易消化，如牛奶、米汤、粥、面条等，避免进食辛辣刺激的食物 ·哺乳妈妈也需要多喝汤水，尽量多喂奶，提高宝宝免疫力。忌食鸡蛋、鱼类、虾类、蒜、韭菜等，以及生冷或辛辣的食物
皮疹的护理	·出疹时要注意保持皮肤的清洁、干燥，如果宝宝出汗多，要及时给宝宝擦干身上的汗渍，并换上干净的衣物，以防宝宝着凉 ·给宝宝选择宽松透气的纯棉内衣和舒适的纸尿裤，以减少对皮疹的刺激，发生感染

手足口病

手足口病也会导致宝宝出现出疹、水疱等皮肤问题，它的典型症状是患儿手心、足心、口腔、肛周等部位出现粟粒样斑丘疹或水疱、溃疡，周围有红晕，无痒感。常伴有不同程度的发烧、咳嗽、咽喉疼痛、流涕、厌食等症状。手足口病是由多种肠道病毒引起的常见传染病，夏秋季高发，多见于5岁以下婴幼儿。

就医前的准备功课

 医院选择等级

社区医院、各级综合性医院或儿童专科医院

挂号科室

综合性医院：挂儿科
儿童专科医院：挂感染病科

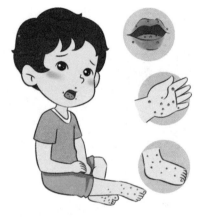

手、足、口腔等部位出现丘疱疹是手足口病的典型症状

检查项目

1. 一般检查

医生根据临床症状及体征，一般可以作出诊断。

2. 病原学检查

如果患儿病情严重，病原学检查可以确诊是由何种病毒感染引起的。

关于检查的问答

 手足口病的早期表现与普通感冒非常像，怎么区分？

 这两个病的早期表现确实很像，一般的化验检查没有办法确诊，只有当宝宝的手、足、口腔等部位出现红点才能确诊。

准备就医，什么情况需要及时就医

（1）持续高烧，体温39℃超过24小时，或者已经吃了退烧药但是体温还是下降不明显。

（2）咽痛无法喝水、进食，导致脱水严重，出现眼窝深陷、嘴唇干裂、精神萎靡等症状。

（3）宝宝体温恢复正常后，还是精神很差，如嗜睡、很长时间不吃东西、烦躁，甚至连哭闹都没有力气。

（4）宝宝出现惊跳（四肢抖动）、肌肉抽动或震颤、呕吐、皮肤发花、面色苍白等症状。

☺ 就医时的细枝末节

了解手足口病的发病过程和特点

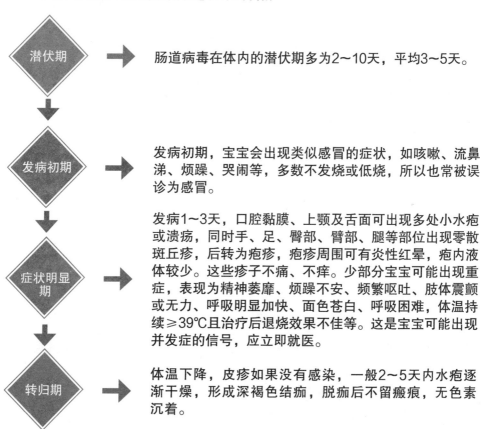

潜伏期 → 肠道病毒在体内的潜伏期多为2~10天，平均3~5天。

发病初期 → 发病初期，宝宝会出现类似感冒的症状，如咳嗽、流鼻涕、烦躁、哭闹等，多数不发烧或低烧，所以也常被误诊为感冒。

症状明显期 → 发病1~3天，口腔黏膜、上颚及舌面可出现多处小水疱或溃疡，同时手、足、臀部、臂部、腿等部位出现零散斑丘疹，后转为疱疹，疱疹周围可有炎性红晕，疱内液体较少。这些疹子不痛、不痒。少部分宝宝可能出现重症，表现为精神萎靡、烦躁不安、频繁呕吐、肢体震颤或无力、呼吸明显加快、面色苍白、呼吸困难，体温持续≥39℃且治疗后退烧效果不佳等。这是宝宝可能出现并发症的信号，应立即就医。

转归期 → 体温下降，皮疹如果没有感染，一般2~5天内水疱逐渐干燥，形成深褐色结痂，脱痂后不留瘢痕，无色素沉着。

聊聊家长来不及问或医生来不及说的那些事

手足口病的病因是什么，是如何传播的

手足口病主要是由肠道病毒感染引起的，引起手足口病的肠道病毒有20多种（型），其中以柯萨奇病毒A16型（CA16）和肠道病毒71型（EV71）最为常见。传染性比较强，所以，在幼儿园、早教班、兴趣班等宝宝集中的地方有可能存在大面积暴发。

一般来说，手足口病的传染方式主要有三种。

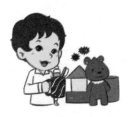

①接触被病毒污染的毛巾、牙刷、牙杯、玩具及衣物

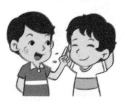

②患有手足口病宝宝的飞沫、唾液

③被病毒污染的水和食物

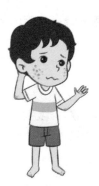

手足口病会发展到很严重的程度吗

大多数患儿的手足口病症状都比较轻，一周左右就可以自愈。但在临床上也看到很多重病例，如引起心肌炎、肺水肿、无菌性脑膜炎等并发症，病情发展快，甚至导致死亡。所以，很多家长都很害怕。其实，这些重症病例主要是因为早期没有很好地控制病情，最后转化成了细菌感染所导致的。这就要求家长们要多关注宝宝，及早发现，及时就医，尽早治疗，同时要做好家庭护理，并密切观察患儿的病情发展，一旦发现宝宝精神不好、脸色不好等及时就医，一般都能痊愈。

手足口病与疱疹性咽峡炎如何鉴别

手足口病和疱疹性咽峡炎是一对"表兄弟"，因为它们都是出自同一个家族，那就是肠道病毒。引起这两种传染病的病毒，有很多是重叠的，所以在症状和传播途径上极为相似，但又有所区别。那要怎么鉴别这两种传染病呢？

鉴别要点	相同处	不同处	
		手足口病	疱疹性咽峡炎
疱疹的位置	咽部和软腭都会长疱疹	患儿的口唇、手、足、肛周会长有透明小水疱，有时四肢和臀部也会有皮疹	其他部位一般没有疱疹
症状	都伴有不同程度的发烧、咽痛	先出疹再发烧，有的也会不发烧。一般是中低烧，体温不高于38.3℃，发烧持续1~2天。咽痛症状比较轻	先发烧再出疹。突然性的高烧不退，体温一般在39~40℃，发烧持续3~5天，发烧时还可能伴有抽搐。咽痛明显，吃东西哭闹难受
严重程度	都是肠道病毒感染，来势凶猛	少数患儿，尤其是3岁以下患儿，会引起心肌炎、肺水肿、无菌性脑膜炎等并发症，个别重症甚至危及生命	极少出现严重并发症和重症病例

宝宝得过手足口病痊愈后，以后还会感染吗

不一定。因为引起手足口病的肠道病毒有20多种，一种病毒感染后，宝宝体内会产生该种病毒相应的抗体，以后也基本上不会再得该种病毒引起的手足口病。但是，如果下次感染是由另一种肠道病毒引起的，那么，宝宝还是可以感染手足口病的。所以，即使宝宝已经得过一次手足口病了，日常的预防措施也不能松懈，一旦发现宝宝手、足、嘴里长有小红点或白点，应及时带宝宝就医。

☺ 就医回家，家庭护理让宝宝尽快康复

未病先防，儿科医生告诉你怎样预防

其实目前，手足口病还没有办法真正预防，不过，我们可以采取一些措施，来降低宝宝的发病率。

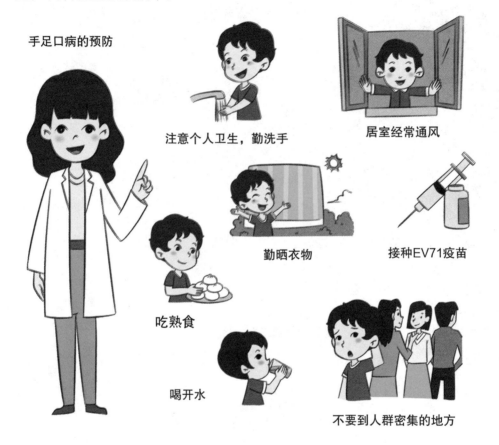

手足口病的预防

注意个人卫生，勤洗手

居室经常通风

勤晒衣物

接种EV71疫苗

吃熟食

喝开水

不要到人群密集的地方

❀ 儿科医生说 ❀
注射疫苗有助于预防手足口病

6个月～5岁的宝宝可以选择接种EV71疫苗，对肠道病毒71型（也是最危重症的一型，重症和死亡病例多由它引起）感染的保护率达90%以上，越早接种越好，基础免疫程序为2剂次，间隔1个月。但需提醒大家的是，EV71疫苗只针对EV71病毒，并不能预防其他种类的肠道病毒，且它属于二类疫苗，需自费接种。

儿科医生医学常识小点播，宝宝生病不用慌

手足口病可自愈，对症治疗是关键

手足口病属于自限性疾病，和大多数感染性疾病一样，不需要用抗生素，也没有任何抗病毒的特效药，一般1周左右就可以自愈。因此，在发病期间只需对症治疗，比如对症使用一些针对发烧、咳嗽、咽痛、流涕等症状的药物来缓解症状。

防治手足口病的食疗方

手足口病在中医里属于"时疫"和"温病"的范畴，是由于感染湿热疫毒，脾伤、肺卫失和而导致的。所以，建议家长给患儿用食疗的方法帮助宝宝调理一下脾、肺，以提高抵抗力，促进病情的恢复。这里给大家推荐三个食疗效方。

◎食疗方1：菊花甘草山楂饮

原料：白菊花6克，生甘草3克，生山楂10克，冰糖少许。

做法：上述药物加200毫升开水浸泡，加少许冰糖调味，晾温后给宝宝饮用，每天1～2次。

功效：祛除内热，减轻发烧症状，对预防手足口病、促进其痊愈都有益。

◎食疗方2：薏米扁豆粥

原料：薏米10克，扁豆10克，大米100克，冰糖少许。

做法：薏米、扁豆、大米洗净，放砂锅里加适量水熬成稠粥，加冰糖调味，晾温后给宝宝吃，每天1～2次。

功效：帮助宝宝强健脾胃，提高抵抗力，促进疾病的痊愈。

◎食疗方3：荷叶粥

原料：鲜荷叶2张，大米100克，冰糖少许。

做法：大米洗净后加适量水熬成稠粥；荷叶洗净，切成丝，放进粥里搅拌，加少许冰糖调味，晾温后给宝宝吃，每天1～2次。

功效：荷叶的清香能帮助宝宝祛除口气，其清热解毒的作用能减轻宝宝的发烧症状。

妈妈这样做，宝宝好得快

护理重点	妈妈这样做
做好隔离	·不要让患儿接触其他健康的宝宝，以免传染 ·不要去幼儿园或人群密集的地方，等手足口症状消失1周后再去幼儿园
避免外出	·病症比较轻，不需要住院时，应尽量让宝宝待在家中，避免外出，直至体温恢复正常、水疱结痂，以免外出时受凉或交叉感染
注意环境卫生	·每天至少开窗通风2次，每次至少20分钟 ·居室内要避免人员过多，禁止吸烟 ·每天用消毒液擦地板、桌子、沙发、门把手等宝宝有可能接触到的地方 ·每天可以用醋熏蒸房间进行空气消毒，方法为：把半瓶醋放在小锅里，大火把醋烧开，然后转成小火，让醋挥发
注意患儿卫生	·患儿用过的餐具、玩具等要及时清洗，用开水煮15分钟左右进行消毒 ·患儿的衣物、被单等要勤洗勤换，每天用婴儿洗衣液浸泡，清洗干净后放在阳光下暴晒 ·吃东西之前、便后，以及宝宝玩完玩具后，都要让宝宝彻底洗干净双手 ·饭前、饭后用生理盐水给患儿漱口，如果宝宝太小不会漱口，妈妈可用棉棒蘸生理盐水轻轻地给患儿清洁口腔 ·看护人接触患儿前、换尿布后或处理患儿粪便后，要用肥皂洗手
注意饮食营养	·让宝宝多喝温开水，以补充体内因发烧损失的水分，如果宝宝因为口腔溃疡疼痛喝不下水，已经4~6小时没有小便了，妈妈应带宝宝到医院接受静脉输液治疗 ·饮食宜清淡、温性、可口、易消化、柔软，最好是流质或半流质食物，如牛奶、稀粥、米粉等 ·禁食冰冷、辛辣、咸等刺激性食物
观察病情	·每天晨起后，妈妈要注意检查宝宝的手心、脚心、口腔等部位，看病情有无变化，并观察宝宝体温的变化，如有异常，及时就医

第六章

宝宝出现睡眠问题，
这是为什么？该怎么办

睡眠对婴幼儿来说非常重要，他们绝大多数时间都是在睡眠中度过，因而出现的睡眠问题也很多，如啼哭、烦躁、易惊醒、打鼾、入睡困难、醒得很早、昼夜颠倒等。引起这些睡眠问题的原因各不相同，但危害却一样，会极大地影响宝宝体格和神经系统的发育。所以，当宝宝的睡眠出现问题时，家长一定要引起重视，找到原因，科学调理。

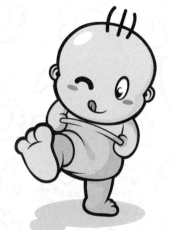

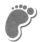 宝宝睡眠问题的常见原因

正常的宝宝睡眠时比较安静、舒服，呼吸均匀而没有声响，有时小脸蛋上会出现一些有趣的表情。但是，很多时候宝宝睡得并不好，相信大部分家长都被宝宝的睡眠问题困扰过，要么晚上很晚还不睡，要么早上很早就醒了，要么半夜哭闹，搞得大人们身心疲惫。那么，都有哪些病症会影响宝宝的睡眠呢？刘主任和郭医生给大家作了总结，一起来看一下。

夜啼会影响宝宝睡眠

夜啼，顾名思义就是宝宝到了晚上就哭，但白天一切正常，也能安静入睡。导致宝宝夜啼的原因很多，夜啼的症状也不尽相同，比如时哭时止，或每夜定时啼哭，甚则整夜哭等。但不管哪种情况，夜啼无疑会严重影响宝宝的睡眠质量，影响宝宝的生长发育，必须尽早找到原因，对症调治。

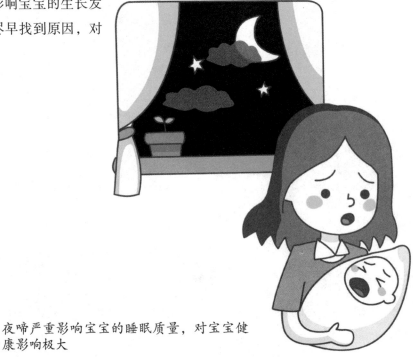

夜啼严重影响宝宝的睡眠质量，对宝宝健康影响极大

遗尿会影响宝宝睡眠

遗尿就是尿床，宝宝夜间不能自主控制排尿，经常睡中小便自遗，睡醒后才察觉，常伴有多梦、夜惊、梦游、多动或其他行为障碍。遗尿不仅影响睡眠质量，对宝宝的身心健康影响也很大。

积食会影响宝宝睡眠

中医说"胃不和则夜不安"，积食的宝宝因为腹部胀满疼痛，而夜间啼哭，睡卧不安稳，翻来覆去，同时伴有厌食吐乳、打嗝酸臭、口干、口唇发红、大便酸臭、舌苔很厚等症状。遇到这种情况，家长要及时给宝宝消食导滞，调整饮食，具体调理方法，大家可参考第四章积食致腹痛的内容。

发烧会影响宝宝睡眠

宝宝发烧时没精神，爱睡觉，但睡不安稳，入睡后全身干涩、面红、呼吸粗糙急速，惊醒后还会哭闹、烦躁，脉搏快。这时家长一定要帮宝宝积极有效退烧，当体温降下去时，宝宝也就睡安稳了，具体降温方法可参考第二章的内容。

感冒、咳嗽会影响宝宝睡眠

宝宝抵抗力弱，感冒、咳嗽是常事，普通的感冒、咳嗽，宝宝吃喝玩乐不受影响，一切如常。但病情严重的宝宝一到晚上，鼻塞、咳嗽等都会让宝宝无法睡觉，哭闹不休。

扁桃体肥大会影响宝宝睡眠

扁桃体的免疫功能在幼儿时期最为明显，所以，宝宝的扁桃体特别容易发炎、肿大，而肥大的扁桃体、腺样体容易堵塞气道，使宝宝在睡眠时，特别是仰卧睡眠时，出现呼吸困难、张口呼吸、打呼噜，甚至憋气等症状，称为"儿童型阻塞性睡眠呼吸暂停"。由于憋气、缺氧，宝宝的发育、智力会受到极大影响。

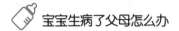
夜 啼

夜啼，俗称"夜哭郎"，就是宝宝白天一切正常，一到晚上就哭闹，严重影响宝宝的睡眠质量。夜啼是一种常见的婴儿睡眠障碍，常见于新生儿和6个月以内的小婴儿，4岁以下的幼儿也有发生。夜啼会导致宝宝睡眠不足，对宝宝的生长发育非常不利，家长需要找到病因，对症调治。

就医前的准备功课

 医院选择等级

社区医院、各级综合性医院或儿童专科医院

挂号科室

综合性医院：儿科

儿童专科医院：小儿内科或中医科

检查项目

1.病史

医生会详细询问病史，宝宝啼哭的特点，宝宝的睡眠习惯、睡眠环境，饮食、二便的情况等，以排除因不适或不良习惯导致的啼哭。

2.查体

医生会仔细检查宝宝的身体情况，看宝宝是否是由于出牙、口疮、鼻塞、中耳炎、湿疹、虫咬皮疹等因素所致的夜啼。

3.实验室检查

如果排除上述原因，医生会安排抽血化验、便常规、B超、X射线等实验室检查，以排除缺钙、外感发烧、肠套叠、寒疝等疾病引起的啼哭，以免延误患儿病情。

关于检查的问答

问 什么情况应该带宝宝去看中医？

答 在去中医科检查前，家长要注意把夜啼与不适、拗哭相鉴别。例如，有些宝宝夜间啼哭而白天能正常入睡，首先考虑由于喂养不当所致，如渴了、饿了等；有些小宝宝因不良习惯而导致夜间拗哭，如夜间开灯睡觉，在摇篮中摇摆才能入睡，大人抱着才能睡，边走边拍睡等，要注意加以纠正。当排除这些因素，并确认夜啼无直接病因的患儿，可以去看中医，检查确诊后，再按照中医方法来辨证调治。

☺ 就医时的细枝末节

夜啼的表现有哪些

宝宝白天一切正常，能够安然入睡，但常在夜间睡眠时突然惊醒，烦躁不安，并高声啼哭，哭的形式多种多样；有的哭一阵停了，一会儿又接着哭；有的是一直哭，甚至通宵达旦；有的是定时啼哭，就是到了某个时间点就开始哭；等等。除了啼哭，宝宝一般全身情况良好，没有其他异常，与季节也没有明显关系。

小儿夜啼不是大病，危害却不小

影响宝宝的生长发育

人体的生长激素大部分是在深度睡眠的状态分泌的，尤其是在22点到凌晨1点为分泌高峰，占总分泌量的20%～40%。宝宝睡眠充足，睡眠质量高，生长激素分泌得就越多，就越有助于生长。而夜啼时宝宝哭闹不安，睡眠时间和质量都大受影响，必然影响生长激素的分泌，对宝宝的生长发育很不利。

降低宝宝的抵抗力

宝宝睡不好，精神就差，而精神状态直接影响着免疫力的高低，所以，因夜啼而出现睡眠障碍的宝宝，通常对疾病的抵抗力都比较低，容易生病。

扰乱父母正常休息

宝宝啼哭直接影响父母夜晚作息，使父母身心疲惫，更无力照顾好宝宝。

聊聊家长来不及问或医生来不及说的那些事

小儿夜啼是什么原因引起的

原因	具体原因	处理对策
生理原因	饥饿、口渴、过饱、闷热、寒冷、尿布湿了、衣被刺激、白天睡多了等生理原因都可能导致宝宝夜啼，对新生儿来说，也有可能是还不适应昼夜环境	进行哺乳、饮水、调节寒温、更换尿片等相应处理
疾病原因	缺钙、发烧、头痛、鼻塞、头痛、扁桃体肥大妨碍呼吸、各种原因导致的腹痛、中耳炎、湿疹、皮肤损伤、蛲虫病等都会导致宝宝因身体不适而啼哭	治疗原发疾病
夜啼症	脾寒：由于养护不当，小儿腹部受寒；又或者用冷乳哺喂，导致寒邪入侵所致	温脾散寒
夜啼症	心热：母亲在孕期过食辛热食物，使胎儿受热；或者出生后养护不当，穿盖过多，使心火旺盛、烦躁不安而啼哭	清心安神
夜啼症	惊恐：小儿神气不足、心气怯弱，如果见到异常之物或听到特异的声响，受到惊吓、恐惧，而导致夜啼	定惊安神

脾寒、心热、惊恐所致的夜啼怎么鉴别

病因	宝宝啼哭的特点	伴随症状
脾寒	夜间啼哭，尤其下半夜哭得厉害	哭时面色发青发白，手脚较凉，腹部发凉，喜欢俯卧、弯腰蜷腿哭闹；不吃奶，大便稀软不成形
心热	入夜啼哭，尤其上半夜哭得厉害，哭声响亮，见灯啼哭更厉害	哭时面色及嘴唇发红，烦躁不安，口鼻出气热，喜欢仰卧；小便颜色深，大便干结
惊恐	夜间突然啼哭，哭声时高时低、时急时缓，常在睡梦中惊醒而啼哭，呈恐惧状，一惊一乍	面色发红或泛青，心神不宁，惊恐不安，紧紧地依偎在母亲怀里才能安静

就医回家，家庭护理让宝宝尽快康复

未病先防，儿科医生告诉你怎样预防

（1）衣物适当，根据天气给宝宝添加衣物，切忌受凉或过热。

（2）孕妇及乳母要注意饮食，不可过食寒凉及辛辣热性食物。

（3）养成良好的睡眠习惯，如忌将婴儿抱在怀中睡眠或开灯睡觉等。

（4）平时给宝宝创造舒适和谐的生活环境，保持空气清新，减少噪声刺激。

（5）平时少带宝宝去喧哗的场所，避免宝宝直接接触使他害怕的物或人；嘱咐家人或生人不可吓唬宝宝，使其惊恐，而导致夜间哭闹不休。

（6）在宝宝睡觉前最好检查宝宝的衣服和被褥有没有刺激皮肤的异物，皮肤有无感染。

儿科医生医学常识小点播，宝宝生病不用慌

脾寒所致的夜啼

◎食疗方：龙眼芡实粥

原料：龙眼肉、芡实各10克，大米50克。

做法：将龙眼肉、芡实、大米分别洗净，一起放入锅中加水煮成稀粥，取汁给患儿频饮。

功效：龙眼肉性味甘温，可益心脾、补气血；芡实补脾益肾。用二者搭配熬粥，适宜脾寒所致的夜啼患儿。

◎推拿疗法：补脾经，推三关，揉一窝风

【定位取穴】

脾经：宝宝拇指末节螺纹面。

三关：在前臂桡侧（拇指侧），腕横纹至肘横纹呈一条直线。

一窝风：在手背，腕横纹正中四陷中。

【推拿方法】

（1）补脾经：将宝宝拇指屈曲，家长用拇指侧面沿着宝宝拇指的侧面从指尖一直推到指根，反复推200次。

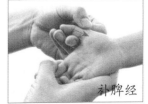

补脾经

（2）推三关：家长食指、中指并拢，用指腹自宝宝腕部推向肘部，做直线运动，反复推100次。

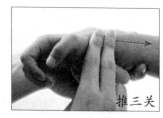

推三关

（3）揉一窝风：家长用拇指指端按顺时针或逆时针方向旋转揉动宝宝一窝风穴，稍用力，使穴位处的皮下组织随手指的揉动而滑动，每次揉200次。

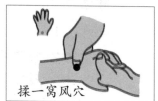

揉一窝风穴

心热所致的夜啼

◎**食疗方：淡竹叶粥**

原料：淡竹叶30克，大米50克，冰糖适量。

做法：将淡竹叶煎水煎汤，去渣取汁；大米淘洗干净，和冰糖一起放入药汁中煮成粥即可。

用法：早晚各1次，稍温顿服。

功效：淡竹叶味甘、淡，性寒，有清心除烦、利小便的功效，适用于心热所致的小儿夜啼。

◎**贴敷方：泻心导赤饼**

组成：木通2.5克，生地4.5克，黄连、甘草、灯心各1.5克。

做法：上药共研细末，加白蜜滚水调和成饼，贴敷于患儿两手心劳宫穴上，外盖纱布，胶布固定。

用法：每晚换药1次，7天为一疗程。

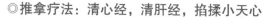

劳宫穴

功效：清热泻火，用于小儿心经积热之夜啼，非实热不用。

◎**推拿疗法：清心经，清肝经，掐揉小天心**

【定位取穴】

心经：在宝宝中指的指腹上。

肝经：在宝宝食指的指腹上。

小天心：位于手掌根部，大鱼际与小鱼际相接的沟纹处。

【推拿方法】

（1）家长用拇指指端从指尖向手掌方向推揉心经200次。

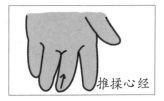
推揉心经

（2）家长用拇指指端从指尖向手掌方向推揉肝经200次。

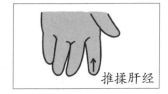
推揉肝经

（3）家长用拇指指端揉小天心200次，再用指甲掐20次。

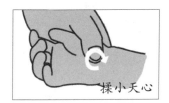
揉小天心

惊恐所致的夜啼

◎食疗方：钩藤乳

原料：钩藤6克，乳汁50毫升。

做法：将钩藤放入砂锅水煎15分钟，取汁30毫升，放入乳汁中混匀即可。

用法：每次20～30毫升，一日内分次吃完。

功效：钩藤性味甘凉，归肝、心包经，可清热平肝、息风定惊。适用于惊恐所致的小儿夜啼。

◎推拿疗法：按摩百会、神庭、四神聪穴

【选穴定位】

百会穴：在头顶正中线与两耳尖向上连线的交会点。

神庭穴：在头部，当前发际正中直上0.5寸。

四神聪穴：在百会穴的前后左右各1寸处。

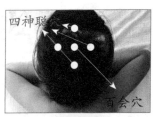
四神聪
百会穴

【按摩方法】用拇指指端按揉宝宝这几个穴位，每穴50～100次。

【功效】开窍醒脑，镇静安神，适用于惊恐所致的小儿夜啼。

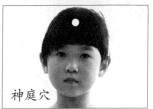
神庭穴

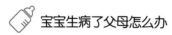

妈妈这样做，宝宝好得快

护理重点	妈妈这样做
调整饮食	·患儿饮食宜温、软，忌食生冷油腻之物，多吃易消化、营养丰富的食物
衣物适当	·衣服、被褥要松软舒适，厚薄适宜，勿过厚过暖，因为小儿出汗过多伤及津液，也会加重小儿的烦躁啼哭
养成良好的睡眠习惯	·宝宝夜啼醒来后，妈妈确定宝宝不是由于饥饿、疼痛或尿布浸湿而啼哭时，就不要去哄抱宝宝，不要开灯，更不要逗他或陪他玩耍，可轻轻拍一拍，用柔和的语调哄一哄，轻哼催眠曲，让宝宝能再次入睡
温柔安抚	·妈妈的情绪要平稳，切勿急躁易怒，不要着急或训斥宝宝，而是要多加爱抚哄逗 ·播放悠扬轻音乐，帮助宝宝舒缓情绪，对受惊夜啼的患儿尤其有效
创造良好的睡眠环境	·给宝宝创造一个安静、舒适的睡眠环境 ·入夜后，尽量不要抱宝宝外出，避免受惊吓 ·在宝宝睡眠时，要放到安静的房间，避免突然的巨大声响，如关门声、高声喊叫、装修的声响等

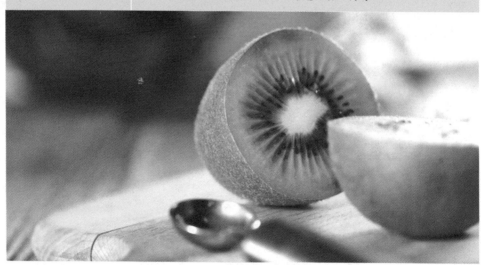

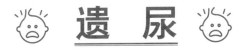

遗　尿

　　遗尿通俗来讲就是尿床，也是导致宝宝睡眠问题的一个常见原因。患儿通常不能自主控制排尿，经常睡中小便自遗，睡醒后才察觉，由此影响宝宝的睡眠质量，常有多梦、夜惊、梦游、多动或其他行为障碍。遗尿还会对宝宝的身体发育不利，一定要尽早干预和治疗。

 就医前的准备功课

 医院选择等级

病情较轻：社区医院或二级医院
病情较重：三级医院或儿童专科医院

 挂号科室

综合性医院：挂儿科
儿童专科医院：挂泌尿外科或遗尿症专科

检查项目

1. 病史

医生会详细和家长沟通宝宝尿床的情况，家长如能有意识地收集宝宝病情信息，对于医生的诊断和治疗大有帮助。

2. 体检

病情较重的患儿医生会要求做全身详细体检，特别注意肛门括约肌张力是否正常，有无脊柱裂，会阴部感觉有无减退及下肢活动是否正常。

3. 实验室检查

如尿常规、尿培养，以确定有无感染或糖尿病。

4. X线检查

X线平片观察有无脊柱裂，膀胱尿道造影观察有无机械性梗阻，以排除疾病因素造成的遗尿。

5.尿流动力学检查

尿流率检查观察有无下尿路梗阻，膀胱内压测定观察有否无抑制性收缩，以确诊泌尿系统和膀胱功能是否正常。

关于检查的问答

问 医生具体会询问哪些病史？

答 带宝宝就诊时，医生会仔细询问病史，如有无遗传因素；遗尿开始发生的时间、发生的频率；是白天遗尿还是夜间遗尿，如是夜间遗尿，每晚遗尿的次数，尿量的多少；家长对宝宝尿床的态度，宝宝有无心理问题，等等。

准备就医，什么情况需要及时就医

（1）宝宝超过5岁还尿床。

（2）尿床已经困扰宝宝和家长3个月以上。

（3）宝宝已经很久没有尿床了，最近再次尿床，且出现2次以上。

（4）除尿床外，宝宝还有便秘、打鼾、经常口渴，或排尿时疼痛，尿的颜色是红色或粉红色。

 就医时的细枝末节

如何正确判断宝宝是不是遗尿

在临床上，宝宝遗尿的表现千差万别，比如有的宝宝每天尿床，有的一周尿床1~2次；有的宝宝尿床后也不醒，而有的宝宝尿湿了马上就醒；有的宝宝不仅晚上尿床，白天还会尿湿裤子；等等。只要符合以下几个症状的，都是遗尿。

（1）3岁以上的宝宝依然有尿床的现象，且每月2次以上。

（2）晚上睡觉比较熟，在没有意识的情况下出现尿床。

（3）白天、晚上尿都特别多。

（4）除夜间尿床外，日间常有尿频、尿急或排尿困难、尿流细等症状。

☺ 聊聊家长来不及问或医生来不及说的那些事

引起小儿遗尿的主要原因是什么

遗传因素

父母小时候有遗尿症，宝宝可能也会出现遗尿症。

疾病的因素

泌尿系感染、畸形，脊柱裂，脑脊膜膨出等疾病可能会引起遗尿。另外，扁桃体或（和）腺样体肿大阻塞呼吸道，可能会干扰睡眠的循环，也会干扰大脑与膀胱之间的信息沟通，从而导致尿床。

睡眠过深

这是最常见的原因，宝宝常常在睡前玩得比较疲乏、学习紧张或睡觉太晚等，以致睡得太死，当膀胱充盈时不能从睡眠中立即醒来，而出现遗尿。

心理因素

当宝宝遇到压力或精神过度紧张的时候，比如尿一次床以后受到父母的责备或他人的嘲笑，或者因为其他原因精神长期处于恐惧、害怕的状态等，就容易发生尿床。

环境因素

有些宝宝因为睡眠环境发生改变，如搬家、换床或气候变化等，由于不适应陌生的环境而导致尿床。

膀胱功能发育迟缓

膀胱是储存尿液的器官，但有些宝宝的膀胱功能发育延迟，不能自主控制排尿，通常这些宝宝的膀胱容量比正常宝宝小、敏感性较高，当膀胱充盈时，不能及时提供预警信息，使宝宝未醒先尿，遗尿也就发生了。

未养成良好的排尿习惯

有些宝宝没有受到排尿训练，如长期使用尿布，家长夜间不唤醒宝宝，甚至有些家长在宝宝躺在床上睡眠时帮他们排尿，造成宝宝睡眠中排尿的习惯，久之容易发生夜间尿床。

就医回家，家庭护理让宝宝尽快康复

未病先防，儿科医生告诉你怎样预防

（1）如果宝宝有泌尿系统等原发疾病，要积极治疗。

（2）调整饮食：晚饭最好少吃流质，临睡前不要喝水（夏天除外），也不宜吃西瓜、生梨等利尿的水果，以减少夜里膀胱的储尿量。

（3）养成睡前排尿的习惯，减少尿床的次数。

（4）坚持午睡，避免过度兴奋或剧烈运动，以防夜间睡眠过深。

（5）宝宝偶尔尿床后，家长不要过度责骂或取笑，以免给宝宝造成心理压力，而导致遗尿。

家长看过来：为避免宝宝发生遗尿，家长首先要端正自己的态度，决不能抱着无所谓的态度，觉得这是小宝宝的正常现象，等宝宝慢慢长大就好了，更不能因为没时间而不带宝宝去看医生，或不帮助宝宝治疗，以免给宝宝带来生理和心理的双重伤害。

儿科医生医学常识小点播，宝宝生病不用慌

小儿遗尿的行为疗法

1.排尿中断训练

目的：提高膀胱括约肌控制排尿的能力，改善遗尿症状。

方法：鼓励宝宝在每次排尿中间中断排尿，自己从1数到10，然后再把尿排尽。

2.忍尿训练

目的：使膀胱容量逐渐增大，每次的尿量增多，从而减少夜间排尿的次数。

方法：白天让宝宝多喝水，当有尿意时，让他憋住尿，憋尿的时间可以循序渐进，但最多不超过10分钟，每天训练1~2次。

3.定时训练

目的：建立条件反射，使宝宝能被膀胱充盈的刺激唤醒，达到自行控制排尿的目的。

方法：家长每天在宝宝夜晚经常发生尿床的时间，提前30分钟用闹钟将宝宝唤醒，如果闹钟唤不醒，就结合人为叫醒，让其起床自己去厕所小便，使宝宝在神志清醒状态下把尿排尽。

小儿遗尿的食疗方

中医认为，小儿遗尿病位在肾与膀胱，主要与肾气不固、肺脾肾功能失调有关。其中，肾气不固是遗尿的主要病因，多由先天不足引起，如早产、双胎、胎怯等，使元气失充，肾阳不足，不能制约尿液而发生遗尿。所以，家长们在为宝宝进行食疗时，应以温肾益气、固涩止遗为主，给宝宝多吃些具有温补固涩作用的食物，如糯米、山药、莲子、芡实、韭菜、黑芝麻、桂圆、乌梅、荔枝等。

◎食疗方1：韭菜粥

原料：大米50克，韭菜60克，盐少许。

做法：将韭菜摘洗干净，切成细末；大米淘洗干净后放入锅中，加入适量清水煮成粥，将熟时放入韭菜末，继续煮熟后加盐调味即可。

功效：补肾助阳，固精止遗，健脾暖胃。适用于小儿遗尿者调养食用。

◎食疗方2：茯苓益智粥

原料：大米、白茯苓、益智仁各50克，白糖少许。

做法：将白茯苓、益智仁烘干后，研为细末，调匀；大米淘洗干净后煮成粥，将熟时调入药末3~5克和白糖，稍煮片刻即可。

功效：益脾，暖肾，固气。适用于小儿遗尿。

◎中药外敷方，也能治小儿遗尿

方1：丁桂散

组成：丁香、肉桂各等份。

做法：上药共研细末，装瓶备用。用时取药粉10~20克，以黄酒（或白酒）调成糊状。临睡前贴敷在患儿脐部（肚脐周围5厘米的区域），用纱布覆盖，胶布固定。

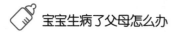

用法：每日换药1次，连用5~7天，如不再遗尿，继续巩固治疗3天。

功效：温中散寒，补肾助阳，适用于肾气不足、下元虚冷所致的小儿遗尿。

方2：加味生姜膏

组成：生姜30克，炮附子6克，补骨脂12克。

做法：将生姜捣泥状，余药研细末，合为膏状，贴敷在患儿肚脐处，外以无菌纱布敷盖，胶布固定。

用法：5天换药一次。

功效：温中散寒，适用于下元虚寒型小儿遗尿。

妈妈这样做，宝宝好得快

护理重点	妈妈这样做
及时更换尿湿的被褥、衣裤	·宝宝睡觉的被褥要干净、暖和，发现宝宝尿床，督促宝宝自己排空残余尿、擦干局部、更换内裤和被褥，不要让宝宝睡在潮湿的被褥里，这样会使宝宝更易尿床
心理抚慰	·照顾到宝宝的自尊心，减轻宝宝的心理负担，避免出现害羞、焦虑、恐惧及畏缩等情绪或行为，多劝慰鼓励，少斥责、惩罚
帮助宝宝规律生活	·帮宝宝养成良好的作息制度，引导宝宝规律生活，可午睡1~2小时，白天避免过度兴奋或剧烈活动，以防夜间睡眠过深而尿床
调整饮食	·每天下午4点后，让宝宝少饮水，晚饭最好少吃流质，宜偏干些，临睡前不要喝水(夏天除外)或牛奶 ·少吃含水多又利尿的水果，如西瓜、葡萄、柑橘等 ·少吃或不吃甜腻的食物，如巧克力、糖果等，以免刺激膀胱壁膨胀，使容量减小

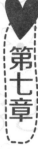

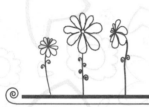

第七章

新生儿常见疾病

从宝宝出生到生后28天是新生儿期，这段时间宝宝的各项功能和生存能力最薄弱，如果护理不当，特别容易发生各种新生儿疾病，如黄疸、脐炎等，治疗不及时还会引起严重并发症，甚至危及生命，所以，新生儿期也是宝宝和家长受到极大挑战的时期，家长们有必要掌握一些新生儿常见病的知识，以便及早发现异常，及早治疗。

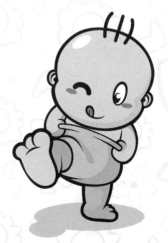

新生儿黄疸

新生儿黄疸是由于新生儿时期胆红素在体内积聚而引起巩膜、皮肤、黏膜等部位黄染的现象。大部分新生儿都会面临黄疸的问题，据临床统计，约60%的足月儿在出生后1周内会出现黄疸，80%的早产儿会在出生后24小时内出现黄疸。黄疸的类型很多，家长要仔细观察，不可掉以轻心。

就医前的准备功课

 ### 医院选择等级

社区医院、各级综合性医院或儿童专科医院

挂号科室

综合性医院：挂儿科或新生儿科
儿童专科医院或妇幼保健院：挂儿内科或新生儿科

检查项目

1.胆红素检测

这是新生儿黄疸诊断的重要指标，可采取静脉血或微量血方法测定血清胆红素浓度（TSB）。

2.肝功能检查

如果宝宝黄疸比较重，可能需要查肝功能，测血总胆红素和结合胆红素，查肝功能需要空腹4小时以上。

3.血常规检查

血常规在新生儿黄疸时必须常规检查，有助于新生儿溶血病的筛查。有溶血病时红细胞计数和血红蛋白减低，网织红细胞增多。

4.超声检查

腹部B超检查为无损伤性诊断技术，特别适用于新生儿。胆道系统疾病时，如胆管囊肿、胆管扩张、胆结石、胆道闭锁，胆囊缺如等都可显示病变情况。

5.血型检查

包括父、母及新生儿的血型，并做库姆斯（Coombs）试验（又称直接抗人体球蛋白试验，是新生儿溶血病的确诊试验），以确定是否存在由血型不合引起的溶血性黄疸。

关于检查的问答

问 新生儿查黄疸一定要抽血吗？

答 要不要抽血视情况而定。如果是生理性黄疸，就没必要抽血，用电子仪器检测皮肤的黄疸指数就可以了。但如果是病理性黄疸，就要听医生的建议，进行抽血检查。

问 我家宝宝出了黄疸，医生先用皮测胆红素仪帮宝宝测黄疸，然后又安排抽血查血清胆红素水平，为什么两个检查都要做？有必要吗？

答 经皮测胆红素仪为无创的检测方法，操作便捷，对宝宝无创，缺点是不太精确，因为这种方法受测定部位皮肤厚薄与肤色的影响，有可能会误导宝宝的黄疸情况，通常可作为筛查用，但一旦达到一定的界限值，就需要通过抽血来检测血清胆红素的水平，来进行确诊。

问 新生儿正常黄疸指数是多少？

答 新生儿体内胆红素的多少，可以通过采集足跟血来进行测量，但足月儿的黄疸正常值与早产儿又有所不同。通常，足月新生儿黄疸指数最高约51.3微摩尔/升（1毫克/分升=17.1微摩尔/升），在生后4天左右达高峰，足月儿血清总胆红素不大于221微摩尔/升，早产儿不大于256.5微摩尔/升；血清直接胆红素不大于34微摩尔/升；血清总胆红素每日上升小于85微摩尔/升。

准备就医，什么情况需要及时就医

（1）宝宝出生24小时内出现黄疸，黄疸进行性加重，或黄疸连续超过2周。

（2）除皮肤黄疸外，宝宝的大便看起来像白陶土样，小便量比平时明显减少。

（3）宝宝出现精神不好、喂养困难、体重不增长、活动明显减少等症状。

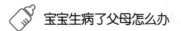

就医时的细枝末节

如何发现宝宝出现了黄疸

这就需要家长仔细观察了，每天在自然光线下，仔细观察宝宝的巩膜（白眼球）、皮肤、手心、脚心等处。白炽灯、日光灯等人工光线下观察，往往会产生误差。

如何判断黄疸的严重程度

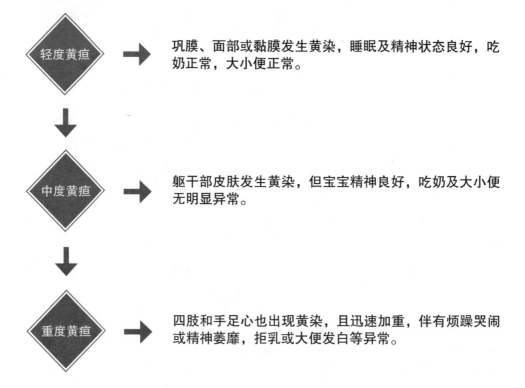

黄疸严重程度　　　　　　　　　　　　　症状表现

轻度黄疸　➡　巩膜、面部或黏膜发生黄染，睡眠及精神状态良好，吃奶正常，大小便正常。

中度黄疸　➡　躯干部皮肤发生黄染，但宝宝精神良好，吃奶及大小便无明显异常。

重度黄疸　➡　四肢和手足心也出现黄染，且迅速加重，伴有烦躁哭闹或精神萎靡，拒乳或大便发白等异常。

新生儿黄疸会有哪些并发症

尽管大多数黄疸都不严重，但如果没有及时发现和治疗，也可能会导致严重的并发症——胆红素脑病，多见于出生后1周内，最早可于出生后1~2天内出现神经系统症状。胆红素脑病会给宝宝的大脑造成损伤，并留下后遗症。

☺ 聊聊家长来不及问或医生来不及说的那些事

为什么新生儿容易出现黄疸

这是因为，胎儿在子宫中处于乏氧状态，血中红细胞比较多。出生后，婴儿开始用肺呼吸，氧气增多了，就不再需要过多的红细胞了，于是，这些多余的红细胞逐渐在体内破坏，并产生胆红素，也就是引起黄疸的物质。胆红素需经肝脏处理后，通过肠道排出体外。但新生儿的肝脏尚未发育成熟，不能排出足够的胆红素，加之有时婴儿大便次数也不多，致使肠道有充分的时间重新吸收胆红素，而没有将其排出体外。这样一来，宝宝体内的胆红素量就会大于肝脏和肠道的排出量，剩余的胆红素就沉积在巩膜或皮肤上，从而发生黄疸。

哪些宝宝更容易得新生儿黄疸

具有以下情况的宝宝可能更容易发生明显的新生儿黄疸。

（1）有曾经患过新生儿黄疸的哥哥、姐姐。

（2）出生时有瘀伤：瘀伤处的血红细胞破裂分解，造成胆红素增多。

（3）早产：早产儿的肝脏可能不够成熟，对血液中胆红素的代谢能力低下。

新生儿黄疸有哪几种类型

根据黄疸的不同症状表现，通常可分为三种。

项目	生理性黄疸	病理性黄疸	母乳性黄疸
出现时间	出生后2～3天，4～6天达到高峰	出生后24小时内	早发型：出生后3～4天出现，5～7天达到高峰 晚发型：出生后6～8天出现，2～3周达到高峰
持续时间	足月儿小于14天；早产儿小于28天	足月儿大于14天；早产儿大于28天	第2个月逐渐消退，少数可延至10周才退尽

续表

项目	生理性黄疸	病理性黄疸	母乳性黄疸
血清胆红素	足月儿＜221微摩尔/升；早产儿＜256.5微摩尔/升。每日升高＜85微摩尔/升	足月儿＞221微摩尔/升；早产儿＞256.5微摩尔/升。每日升高＞85微摩尔/升	256.6～342.0微摩尔/升
黄疸部位	多见于巩膜、面部、躯干及四肢近端，一般不超过肘、膝	除面部、躯干外，四肢及手心、足心均黄染	主要是巩膜、皮肤
其他症状	除黄疸外，没有任何不适症状	黄疸退而复现；血清直接胆红素＞34微摩尔/升；宝宝出现反应差、精神萎靡、厌食、反应低下、肌张力降低、抽搐、角弓反张、发烧等全身症状	母乳喂养后不久即出现黄疸，但无其他全身症状，足月儿多见。以间接胆红素升高为主。一般情况良好，生长发育正常

宝宝发生母乳性黄疸需要停止母乳喂养吗

这是很多家长关心的问题，为此，我们特意采访了刘慧兰主任和郭爱民医生，两位医生给了相同的建议：即宝宝确诊母乳性黄疸后，无需特殊治疗，是否停止母乳喂养要根据患儿的血胆红素水平来决定。

足月健康新生儿

一般不主张停母乳，鼓励少量多次喂养，同时密切监测黄疸，当宝宝血胆红素＞256.5微摩尔/升时，需停母乳3～5天，等胆红素水平下降≥50%后，可恢复母乳喂养。在黄疸持续期间，都按照此方法进行喂养。

早产儿

一般情况下不用停止母乳喂养，但当宝宝血胆红素＞171微摩尔/升时，应停母乳，改为配方奶喂养，同时进行蓝光光疗。

☺ 就医回家，家庭护理让宝宝尽快康复

未病先防，儿科医生告诉你怎样预防

人体排出胆红素的途径只有肠道，所以，充分频繁地喂养宝宝，让宝宝多排便是预防黄疸的最好办法。

使胎便尽早排出

胎便里含有很多胆红素，如果胎便不排干净，胆红素就会经过新生儿特殊的肝肠循环重新吸收到血液里，加重黄疸。

多喂奶，多排便

出生后尽快开始母乳喂养，初期可在婴儿吸吮乳房后，适当借用吸奶器，刺激乳房尽快产奶，让宝宝多吃奶、多排便，可以在一定程度上预防新生儿黄疸。

适当喂水

人工喂养的宝宝除了给予充足的配方奶外，应在两餐之间加喂适当的水，否则小便过少不利于胆红素的排泄。

儿科医生医学常识小点播，宝宝生病不用慌

不同类型的黄疸处理方法也不同

黄疸类型	处理方法
生理性黄疸	属于正常生理现象，只要让宝宝多吃奶、多排便即可，一般不需要特殊处理
病理性黄疸	需要照光、静脉输注白蛋白，甚至换血治疗
母乳性黄疸	参照前文方法处理

这两种错误的退黄疸方法要避免

错误方法1：给患儿喂葡萄糖。这种方法对退黄毫无帮助，因为胆红素只能经肠道通过排便的方式排出体外，所以，增加喂养、促进患儿排便才是退黄的最好办法。而葡萄糖属于单糖，在肠道不需要消化就可以直接被人体吸收。

也就是说，葡萄糖的吸收过程中只增加了血液中的葡萄糖含量，不会增加排便量，因此不利于新生儿退黄。

错误方法2：让患儿晒太阳。这种方法虽然呼声很高，但实际上对病理性黄疸效果不佳。因为对胆红素的转化最有效的光的波长为460～490纳米的时候，而其中蓝光是最多的。所以，需要照光治疗的患儿，在医院里照的就是蓝光，能非常有效地退黄疸。但实际上，阳光中的蓝光是非常少的，尤其是隔着玻璃晒太阳，蓝光的含量更少，如果想通过晒太阳退黄疸的话，患儿需要晒的时间会比较长，而且还要在光线比较强的情况下才会有些效果。可是，对新生儿来说，长时间处于强烈的阳光直射下，对皮肤、眼睛的伤害都非常大，所以，家长们千万不要用晒太阳来帮助患儿退黄，应该去正规的医院照光治疗。

妈妈这样做，宝宝好得快

护理重点	妈妈这样做
观察病情	·观察皮肤黏膜、巩膜的色泽，根据黄疸部位、范围，评价病情，如发现黄疸加重，要及早就医治疗 ·观察大便次数、量、性质，胎便排出延迟者，可用开塞露，促进胆红素排出
多喂养，促排便	·充分频繁地给宝宝吃奶，如果宝宝吸吮无力、吃奶少，妈妈喂养要有耐心，少量多次，让宝宝多排便
注意补充水分	·小便过少不利于胆黄素的排泄，因此要给患儿补充足够的水分，判断新生儿液体摄入是否充足的办法是看新生儿的小便，一般正常的新生儿一天6～8次小便，如果次数不足，有可能宝宝的液体摄入不够，需要补水
注意清洁	·婴儿皮肤、脐部及臀部保持清洁，防止破损感染 ·给宝宝剪短指甲，以免抓破皮肤而感染 ·加强皮肤护理，及时更换尿布或纸尿裤，以免发生尿布疹或红臀 ·保持脐部干燥，避免感染发炎

新生儿脐炎

脐带，是胎儿在母体内由母亲供给胎儿营养和胎儿排泄废物的通道。胎儿出生后，医务人员会将脐带结扎、切断。可如果断脐时或出生后处理不当，肚脐残端就容易被细菌感染而发炎，也就是我们所说的新生儿脐炎。如果不及时治疗，细菌会经脐部进入血液循环而引起严重的并发症，危及生命。

就医前的准备功课

医院选择等级

社区医院、各级综合性医院或儿童专科医院

挂号科室

综合性医院：挂儿科

儿童专科医院：挂小儿普外科或新生儿科

检查项目

1.一般检查

医生通过观察宝宝脐部的表现就可以作出诊断，一般不需要其他检查。

2.辅助检查

如果宝宝病情比较严重，有发烧症状，医生会要求做血常规检查，显示血白细胞明显增多；或者用脐部脓汁涂片，可见细菌及中性粒细胞增多。

关于检查的问答

 我家宝宝脐带脱落后，肚脐那里还会有少量黏液，使脐部湿湿的，这是化脓了吗？用不用去医院检查？

 这要看情况而定。一般情况下，脐带脱落后，脐部有少量黏液，这是正常现象。因为脐带中的血管被一种胶冻样的物质包裹着，可以保护血管不被压迫。在脐带残端脱落前的几天内，脐带中的这种胶冻样物质会发生液化，呈黏液状，从脐带残端处渗出来，就会使脐部湿湿的。这时家长可以闻一闻宝宝的脐部，如果脐部没有异味，且残端周围的皮肤颜色正常，不红不肿，那就不是化脓，不用去医院，用棉布或纱布清理干净就可以了。但如果长时间有分泌物，而且有臭味，就是化脓了，需立即就医治疗。

准备就医，什么情况需要及时就医

（1）在脐带脱落之后伤口难以恢复，脐窝处非常潮湿流出脓液和其他液体。

（2）脐部皮肤发生红肿，蔓延面积广，情况严重的患儿还会出现蜂窝织炎、脓肿，甚至引起腹膜炎。

（3）宝宝出现发烧、少吃、少哭、少动等症状。

（4）脐部出现一种肉芽型肿块，外观是一个呈樱红色的凸起的肿块，上面会经常流出一些黏性分泌物，难以痊愈。

（5）脐部出血较多，包扎的纱布都被染红了。

（6）脐窝部位出现红色的疹子或糜烂症状。

（7）脐带脱落后，脐窝出现鲜红的黏膜，并有液体往外流出，这是脐肠瘘，是发育不良导致的，需要及时就医。

就医时的细枝末节

怎么尽早发现新生儿脐炎

新生儿脐炎不是小事，家长们一定要重视，那么，怎么才能尽早发现宝宝发生脐炎了呢？我们来看看脐炎病情发展的过程就知道了。

 宝宝的脐带根部发红或脱落后伤口不愈合，脐窝湿润、流水，这是脐带发炎的早期表现。

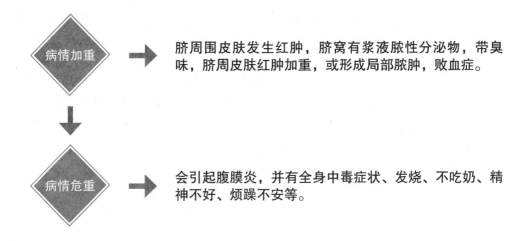

病情加重　→　脐周围皮肤发生红肿，脐窝有浆液脓性分泌物，带臭味，脐周皮肤红肿加重，或形成局部脓肿，败血症。

病情危重　→　会引起腹膜炎，并有全身中毒症状、发烧、不吃奶、精神不好、烦躁不安等。

聊聊家长来不及问或医生来不及说的那些事

为什么新生儿的脐部容易发炎

宝宝出生后，脐带会被剪断、结扎起来，结扎后的残端还会存留几天，脐带残端在未愈合脱落前，对新生儿来说十分重要。因为脐带残端是一个开放的伤口，又有丰富的血液，是病原菌生长的好地方，如处理不当，病菌（金黄色葡萄球菌、大肠杆菌或溶血性链球菌等）就会趁机而入，引起新生儿脐炎。

家长看过来：新生儿脐炎，主要是由于护理不当造成的，在脐带残端脱落前后，正确地护理宝宝脐部，才会避免感染。

新生儿的脐带残端一般几天可以脱落

脐带残端脱落的时间与新生儿出生后结扎脐带的方法有关，一般情况下，脐带在出生1天后自然干瘪，3~4天开始脱落，10天以后自行愈合。宝宝从医院回家后，如果脐带还没有脱落，那家长就要多些耐心做护理。

家长看过来：如果脐带残端超过2周还未脱落，家长就要仔细观察宝宝脐带的情况，看看是否是断脐时结扎不牢，有少量血循环导致的，如果是的话，需及时就医，重新结扎。

223

☺ 就医回家，家庭护理让宝宝尽快康复

未病先防，儿科医生告诉你怎样预防

（1）脐带脱落前，不要把宝宝放在水盆中洗澡，最好采用擦浴的方式，因为将脐带浸湿后会导致延期脱落且易致感染。

（2）给宝宝换尿布或穿纸尿裤时，尿布或纸尿裤要低于脐窝；给宝宝选择质地柔软的衣裤，可避免因摩擦引起脐部红肿、发炎等。

（3）家长不要用脏手触摸宝宝脐部；宝宝洗澡后涂用爽身粉时不要落到脐部，也不要使用其他粉状药物，以免增加感染机会。

儿科医生医学常识小点播，宝宝生病不用慌

脐带残端脱落前，给宝宝洗澡后或宝宝大小便，如果不慎弄脏了脐部，可用75%酒精棉球擦拭脐部；脐带残端脱落后，如果脐窝处仍有少许血性分泌物，可用1.5%碘酒涂在脐窝处，每日2次，脐周被碘酒涂着处可用75%酒精脱碘，以免妨碍观察周围皮肤颜色。

消毒方法：家长用左手食指和拇指暴露脐孔，右手用蘸有消毒液的小棉签自内向外以螺旋形消毒，注意动作要轻，把一些分泌物、血痂等擦拭干净。

妈妈这样做，宝宝好得快

护理重点	妈妈这样做
脐部护理	·遵医嘱用药 ·按照预防脐炎的方法来护理脐部
注意观察病情	·监测宝宝的体温，如果体温过高，则需要及时采取措施降温 ·观察脐部红肿、脓性分泌物好转与进展情况，发现异常，及时就医